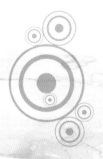

如果没有你
瑜伽

子蜻 编著

U0316183

上海科学技术文献出版社
Shanghai Scientific and Technological Literature Press

我为什么要写这本书？

十八岁那一年，大学的一位老师带领我认识了瑜伽，在不知不觉中，我生命中就多了这么一位朋友。它可以带我认识自己，它可以教我学会爱，它告诉我珍惜生命，它帮我走出孤独与寂寞，它抚平我身上的伤痕，它让我健康，它让我快乐，它让我变得善良……它就是这么一种存在。从此，我不能想象，假如没有了它，我以后的生活会怎样。你应该能猜到它是谁……

——瑜伽 梵音：YOGA

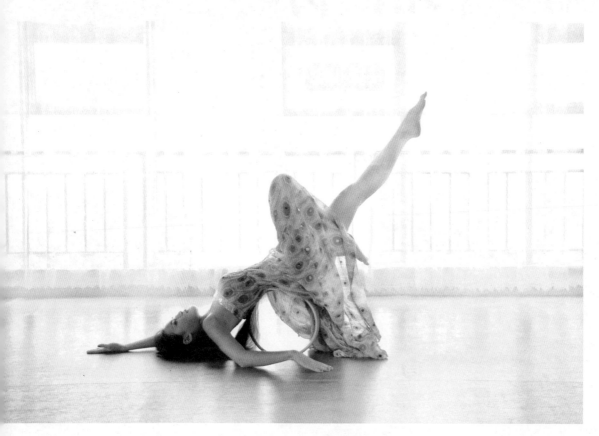

一开始，我只想好好经营自己的瑜伽馆，找一群志同道合的好友，我们一起练瑜伽。于是，我有了写自己的教材的想法。后来，得到一位高人的建议，我应该整理自己的思想，归纳成文字，分享给更多的朋友。让他们与我一样，能够认识到这位共同的好友，分享我们的健康、美丽与修行心得。所以便有了这本书——《如果没有你·瑜伽》。

播撒爱的种子，
让美丽与健康成为一种时尚
　　　　——心美瑜伽·子靖语

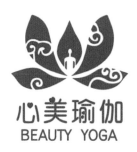

心美瑜伽
BEAUTY YOGA

此书作为：心美瑜伽教练培训指定教材

对于不了解瑜伽的人来说，感觉瑜伽很神秘，常将瑜伽与宗教、苦修、禁忌等相联系。其实，瑜伽经过5000多年来的演变与开发，已适应现今高科技时代，并不再那么神秘与深奥。瑜伽以生活化、普及化，成为适应现今一切高节奏、简便、崭新人类的一种新生活方式。瑜伽集医学、科学、哲学之大成，是一门内容广泛的科学，它让人们达到内在的精神幸福和智慧，让意识和性格都能得到完善。它虽源于印度，却是全人类的共同财富，每一个人都可以拥有它。我们不仅是知性的、感性的、而且要理性的实践"它"。它将成为21世纪时尚的生活方式，使人拥有健美的身材、亮丽的肌肤，达到心灵和外表和谐的美。

此书献给有心成为瑜伽修行之人的你。瑜伽与您的缘分，也许从这里开始……

寄语未来修炼瑜伽的你

　　欢迎大家加入子靖老师的瑜伽修炼课程。我将会把瑜伽里的理论和实践全部教会您，但愿您带着一颗慈善的心，继续把瑜伽传递，让更多的瑜伽学员获取健康与喜悦。当你收拾好行囊，或者整理好思绪，就以现在为起点，开始你的瑜伽进修之旅。

　　假设你是一位瑜伽教练或者只是一位普通的瑜伽修行者，首先是你自己要成为瑜伽的受益者，用心去感受每一个动作、每一个呼吸，不必太在意动作的难度，做到自己的最大限度保持呼吸就是正确的。一个专业的瑜伽老师需要具备下列条件：专业知识（50%）、沟通交流能力（25%）、经验（24%）、个人的健康形象（1%）。

目 录

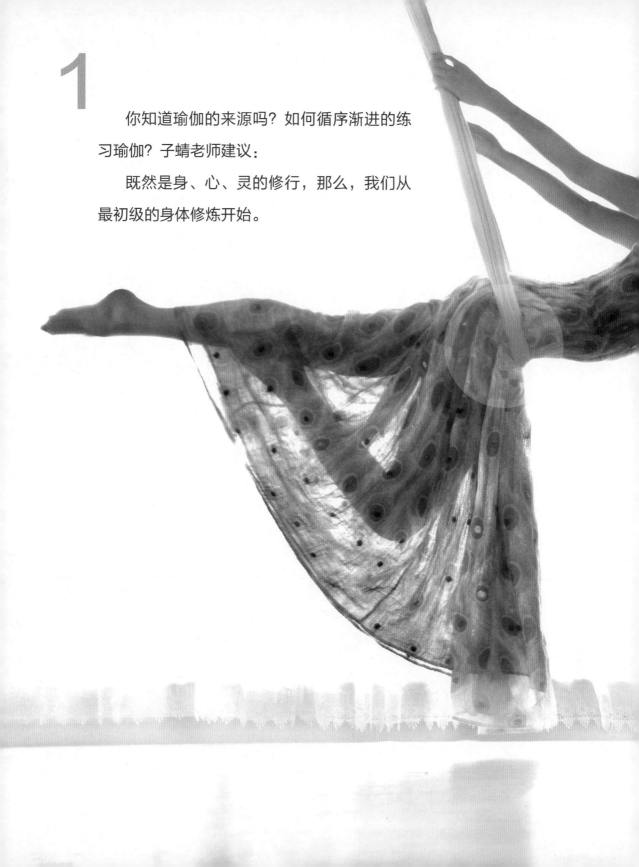

1

你知道瑜伽的来源吗？如何循序渐进的练习瑜伽？子蜻老师建议：

既然是身、心、灵的修行，那么，我们从最初级的身体修炼开始。

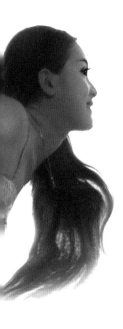

第一课

体位法培训课程

① 完全式呼吸：又称瑜伽呼吸或胸、腹联合式呼吸。

禁忌：无。适合任何人练习。

功效：消除腹部多余脂肪，净化血液。

练习方法：

① 采取莲花坐姿，掌心朝下放于双膝盖之上，视线微微注视自己的鼻尖，或闭上双眼，首先调匀自己的呼吸。

② 吸气时，感觉氧气进入到胸腔，腹部，此时胸腔扩展、上升，腹部微微鼓起。可以把腹部想象成一个皮球似的，微微隆起。

③ 呼气时，腹部内收。感觉所有废气、浊气、二氧化碳等全部排出体外。

④ 持续练习，会感觉到呼吸越来越慢。

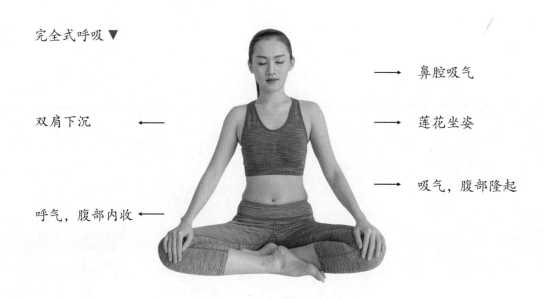

完全式呼吸 ▼

双肩下沉 ←

鼻腔吸气 →

莲花坐姿 →

吸气，腹部隆起 →

呼气，腹部内收 ←

2 **交替式呼吸**

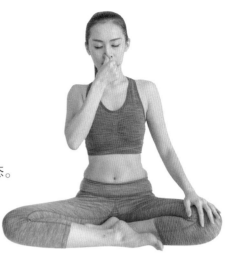

禁忌：重感冒者不能练习。

功效：① 可以调节阴阳平衡。

　　　② 净化左右脉。

　　　③ 提高注意力。

　　　④ 有助于治疗鼻炎、鼻窦炎、改善失眠状态。

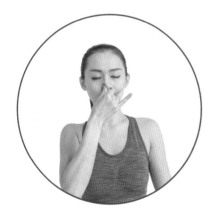

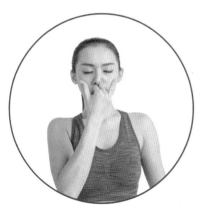

练习方法：

① 采取莲花坐姿,腰背部挺直，双肩自然下沉，双手掌心朝下轻搭于膝盖之上，调整好顺畅的呼吸。

② 伸出右手，弯曲食指、中指和小指。

③ 大拇指去堵住右鼻孔，用左鼻孔吸气、呼气。缓慢地进行，重复3次。

④ 松开右鼻孔，用无名指堵住左鼻孔，用右鼻孔吸气、呼气。缓慢的进行，重复3次。

⑤ 找到指法以后，堵住右鼻孔，左鼻孔吸气，堵住左鼻孔，右鼻孔呼气。

右鼻孔吸气，左鼻孔呼气。

左鼻孔吸气，右鼻孔呼气。

（持续3组，缓慢进行）

⑥ 堵住右鼻孔，左鼻孔吸气，堵住左鼻，屏气3秒，右鼻孔呼气。堵住左鼻孔，右鼻孔吸气，堵住右鼻，屏气3秒，左鼻孔呼气（持续3组，每一组可以加强1秒的屏气时间）。

③ 喉式呼吸

禁忌：无，适合任何人练习。

功效：按摩喉咙、按摩声带、增强声音的磁性、让气息更加深长。同时可以帮助减压。

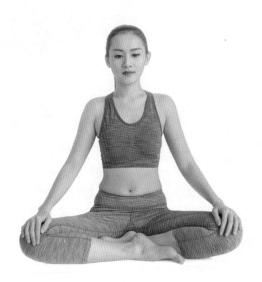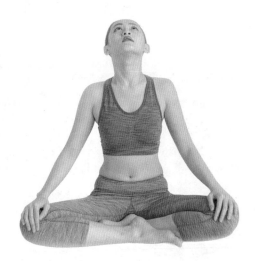

练习方法：

① 张开嘴巴用口腔吸气，口腔呼气。

② 如正常呼吸，把呼气声加大。类似于生气状态下的呼气。

③ 把喉咙压扁，让声音从压扁的喉咙里出来。如打嗝时的声音延长。

4 **泵式呼吸：**也称晕眩式呼吸，也被称为：饥饿疗法。

禁忌：高血压、心脏病以及胃、十二指肠溃疡患者不能练习。

功效：① 减少腹部多余脂肪。

　　　② 清洗肺部。

　　　③ 排出体内毒素。

　　　④ 净化血液。

　　　⑤ 减肥。

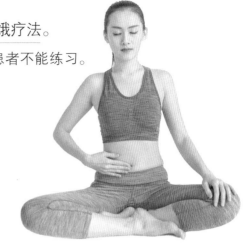

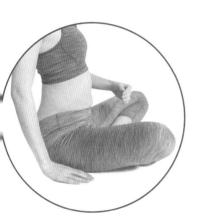
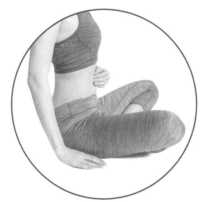

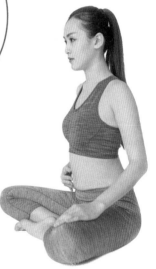

练习方法：

① 采取莲花坐姿。

② 用一只手轻轻摸住腹部，去感受腹部呼气和吸气的变化。

③ 每次吸气，腹部如皮球般扩张，呼气时，腹部内收。

④ 泵式呼吸就是把这种吸气腹部扩张，呼气腹部内收的动作加快。腹部有力度和节奏的内外收缩。可以想象成一次次吹蜡烛的感觉，短而有力。

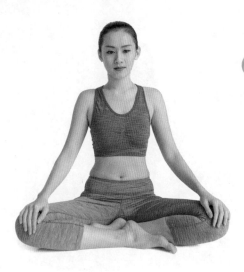

5 清凉式呼吸

禁忌：无，适合任何人练习。但注意在空气污浊的地方不能练习。

功效：① 治疗咽炎、咽喉炎。

② 产生唾液有助于调节消化系统和呼吸系统。

←—— 莲花坐姿

▲ 清凉式呼吸

练习方法一：

① 采取莲花坐姿，腰背部挺直，双手掌心朝下放于膝盖之上。眼睛微微注视鼻尖。

② 伸出舌头，在唇外卷成吸管状，从卷起的舌头中间吸入空气，闭口，从鼻孔呼出。

③ 根据自己的呼吸频率练习，每次吸气感觉到一股清凉的风进入自己的胸腔，每次呼气感觉把体内所有废气、浊气呼出体外。

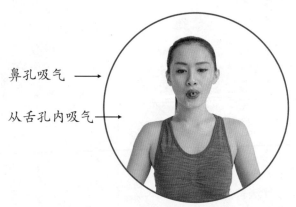

鼻孔吸气 ——→

从舌孔内吸气 ——→

▲ 方法一：舌头卷成管状

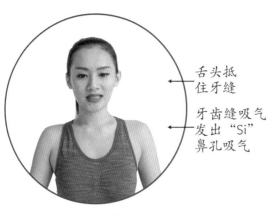

舌头抵
住牙缝

牙齿缝吸气
发出 "Si"
鼻孔吸气

▲ 方法二：牙齿轻触碰

练习方法二：

① 将牙齿轻轻触碰。

② 舌尖顶住上牙缝。

③ 深深吸气，气息从牙缝中进入胸腔，感觉有一个清凉感，闭口，从鼻孔呼出气息。持续3~5遍的练习。

④ 最后一次吸气、呼气。慢慢收回意识力，调匀好呼吸。睁开双眼，活动四肢。

第二部分 / 呼 吸 法

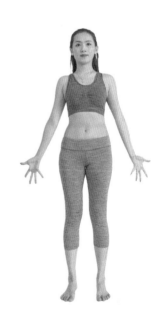

⑥ 手臂伸展与肩部练习

禁忌：无。适合任何人练习。

功效：

① 美化手臂曲线，减少手臂多余脂肪。消除赘肉。

② 提升胸部。

③ 手指的练习可以锻炼大脑的灵活性，预防和治疗腱鞘炎和指关节的囊肿。

④ 肩部的练习预防和治疗肩部疾病，如：肩周炎、肩部劳损等。美化肩部曲线，减少肩部多余脂肪。

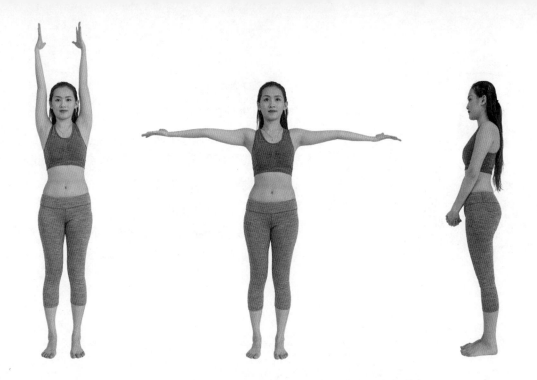

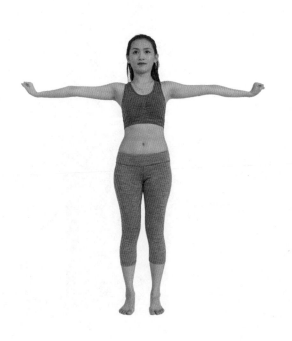

练习方法：

① 山立站姿，双脚并拢，收紧下半身，双手贴于大腿两侧。

② 吸气反转掌心朝上，双手配合吸气向上抬高。

③ 呼气掌心朝下，配合呼气收回双手在身体旁（重复3~6组）。

④ 吸气反转掌心朝上，抬至与肩同高。呼气，翻转掌心，手臂内旋。吸气，掌心朝上，手臂肌肉外旋。伴随着正常呼吸，手臂肌肉内外旋动（重复3~6组）。

⑤ 从大拇指开始依次一个一个打开手指，从小手指开始，依次弯曲收回手指。

⑥ 保持顺畅的呼吸，反方向练习，从小

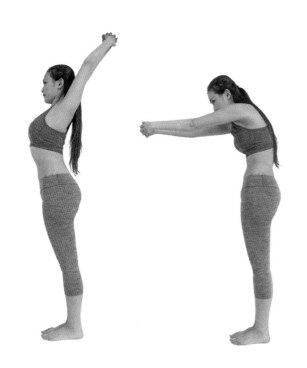
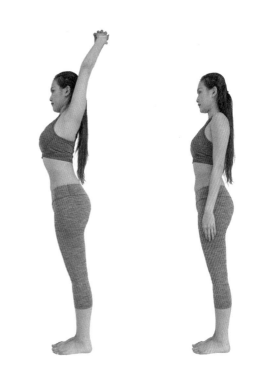

手指开始依次一个一个打开手指，从大拇指开始依次一个个弯曲收回手指。

⑦ 呼气反转掌心，掌心朝下配合呼气向前收回双手，手掌心重叠。

⑧ 双手掌心重叠，吸气双手向上抬高，举过头顶，胸腔打开，肩背部向后收紧。

⑨ 呼气拱背，双手向前向下（重复3~6组）。

⑩ 吸气双手向上，脊柱无限向上延长至极限，呼气反转掌心向下，收回双手。

⑪ 活动肩膀调息放松。

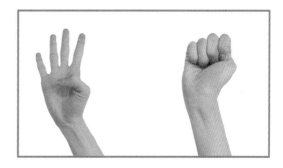

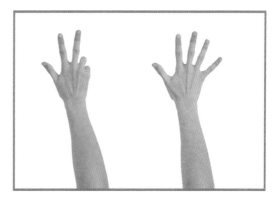

禁忌：无。适合任何人练习。

功效：① 预防和治疗肩部疾病。

② 美化肩部曲线。

③ 减少肩部多余脂肪。

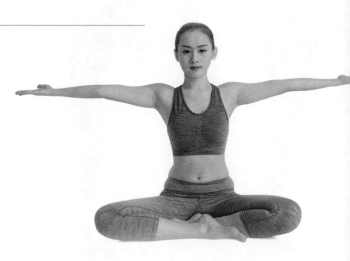

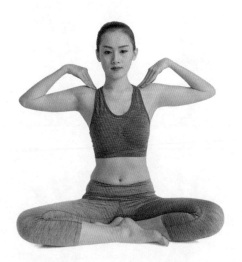

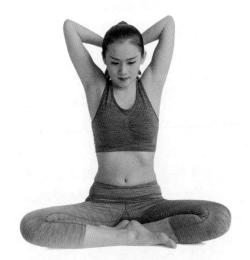

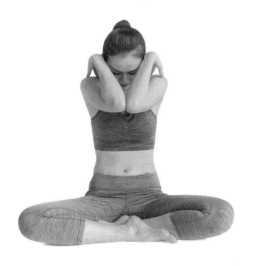

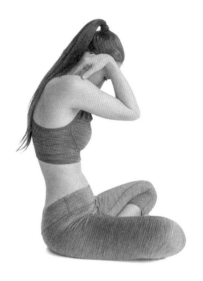

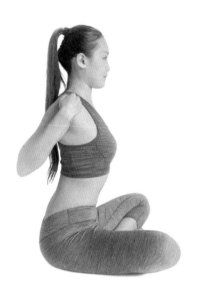

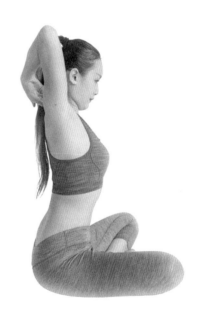

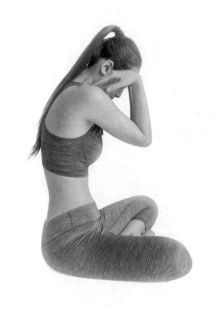

练习方法：

① 手臂向前平举，掌心朝上，曲手肘，手指轻搭在肩膀上，手肘端平。

② 吸气，手肘上抬，手背在脑后匀轻轻触碰，呼气，压手臂，大臂尽量夹紧身体下降至极限。

③ 吸气，扩肩膀，手肘向外展开（专注肩胛骨的紧张）。

④ 呼气，拱背，手肘向前，肘关节尽量触碰。

⑤ 吸气，以肘关节为笔尖，向上、向后。呼气，向下、向前，朝最大方向画圈（顺时针画圈3~6遍）。

⑥ 反方向，以肘关节为笔尖，吸气，向后向上。呼气，向前向下画圈（逆时针画圈3~6遍）。

⑦ 呼气放下双手，调息。

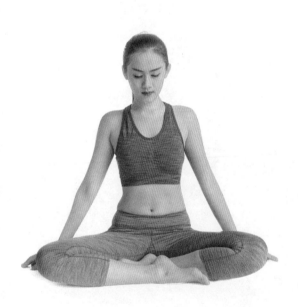

8 颈部练习

禁忌：① 甲亢患者不能低头太久。

② 低血压、低血糖患者不能后仰至极限。

功效：① 预防和治疗颈部的疾病。

② 减少减轻颈部的细纹。

③ 减少、预防头晕、恶心、疲惫的现象。

④ 检测颈部疾病，如：抬头咳嗽患有慢性咽炎等。

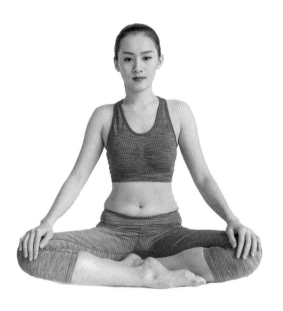

练习方法：

① 颈部前后伸展。

② 颈部左右侧弯。

③ 颈部平行扭转。

④ 颈部8字环绕。

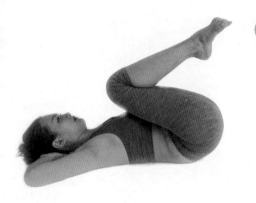

⑨ 摇摆式

禁忌：高血压、心脏病患者不能练习。

功效：① 按摩脊柱，增强脊柱的灵活性，防止拉伤。

② 按摩背部，修复受损细胞，增强背部活力。

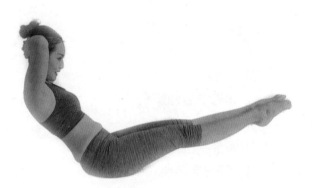

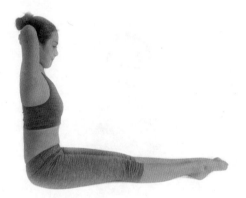

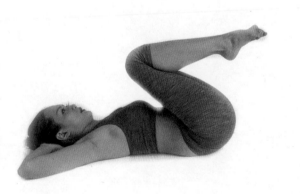

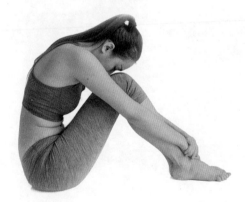

练习方法：

① 屈双膝坐于垫子一端，背对着垫子。双手放在膝盖腘窝处，腰背保持挺直，眼睛看向正前方。

② 吸气，头部带动身体向后下方滚动，双腿向前伸直。

③ 呼气，曲双膝，身体随惯性向上复原（重复6~8组）。

④ 坐立起来回原位，前额轻轻放于膝盖上方，闭上双眼调息。

10　五体投地式

禁忌：高血压、心脏病患者，月经期、腰椎间盘突出症严重者不能练习。

功效：① 促进全身血液循环，排出体内毒素。

　　　② 净化血液，锻炼四肢肌肉、肌腱，防止意外拉伤。

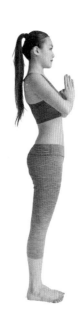

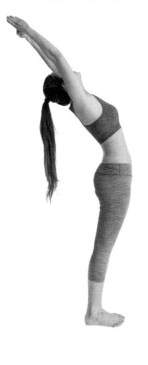

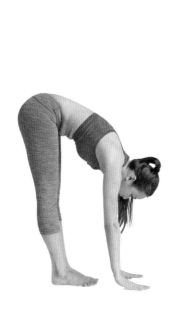

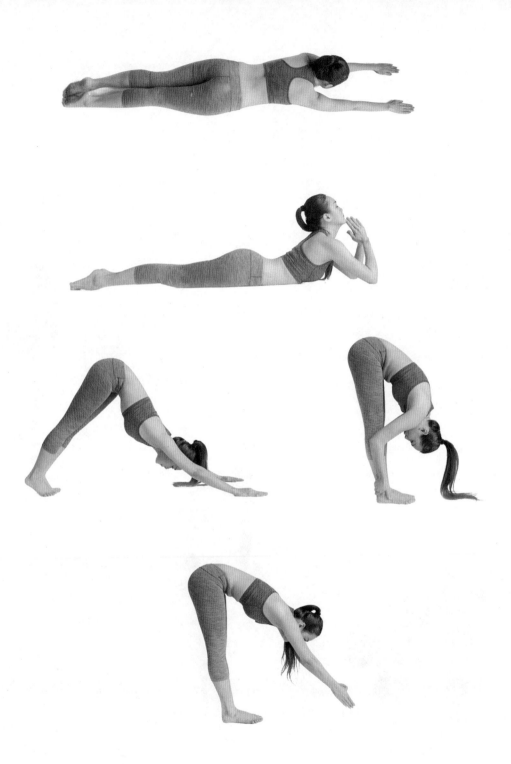

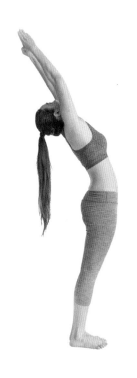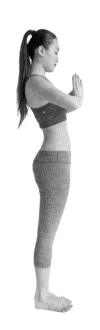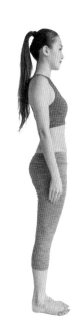

练习方法：

① 站在垫子末端，面向垫子。收紧腿部肌肉，臀肌，双肩向下沉，胸腔打开，保持顺畅的呼吸。

② 呼气双手合十放于胸前，手肘端平。

③ 吸气双手沿着眉心上升至极限。

④ 呼气，胯部向前推，上半身后仰，眼睛看前上方。

　　吸气，胯部向后复原，上半身回正（重复3组）。

⑤ 呼气，手臂带着身体向前、向下，直到双手贴于地面。做不到，或者月经期的朋友可以微屈双膝。再次呼气，双手带动身体向前滑行，直到整个身体俯卧于垫子之上，手臂继续向前延伸出去，下巴轻点地，手指尖、脚趾尖向前后两个方向延长，双手合十。

⑥ 不调整手肘的宽度，抬头，屈手肘，手指尖轻触下巴。收紧腿肌、臀肌。

⑦ 呼气收回双手，放于胸部两侧，掌心朝下。

⑧ 吸气，踮起双脚尖，双手用力推动地面让身体离开垫子。双手向后推，让上半身慢慢直立，直到重心慢慢回到脚掌上。

⑨ 双腿伸直，双手抓脚踝，腹部、胸部、脸颊依次贴向大小腿（量力而行）。

⑩ 吸气，双手向前合十，向上延伸。呼气，胯部前送。吸气复原。

⑪ 呼气，双手合十，手肘端平沿着眉心落于胸前，指尖触碰眉心调息。

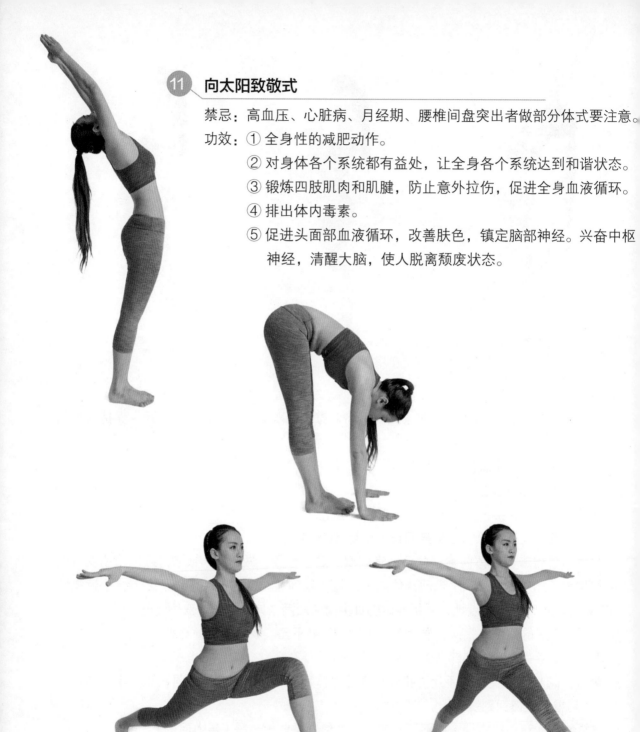

11 向太阳致敬式

禁忌：高血压、心脏病、月经期、腰椎间盘突出者做部分体式要注意。

功效：① 全身性的减肥动作。

② 对身体各个系统都有益处，让全身各个系统达到和谐状态。

③ 锻炼四肢肌肉和肌腱，防止意外拉伤，促进全身血液循环。

④ 排出体内毒素。

⑤ 促进头面部血液循环，改善肤色，镇定脑部神经。兴奋中枢神经，清醒大脑，使人脱离颓废状态。

练习方法：

① 祈祷式：站于垫子前段，背对垫子，收紧腿肌臀肌。吸气双手合十在胸前，再次吸气双手沿着眉心向上抬高。

② 伸长后仰式：呼气髋部向前推，上半身后仰。眼睛可以看向肚脐，或者看前上方。吸气复原上半身，呼气双手向前向下贴地面。

③ 身腿结合式：腹部，胸部贴向大小腿。

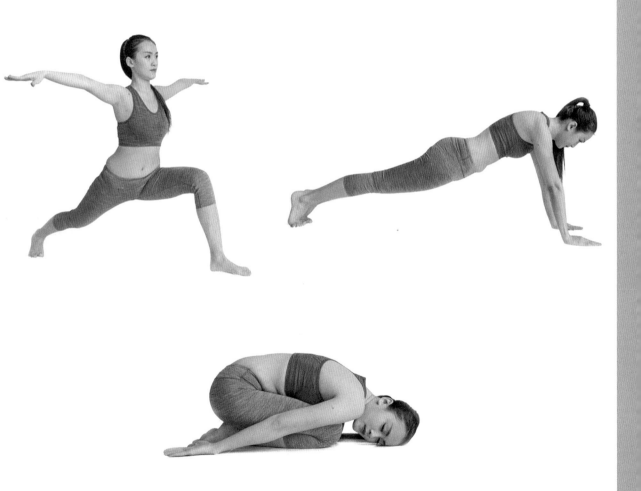

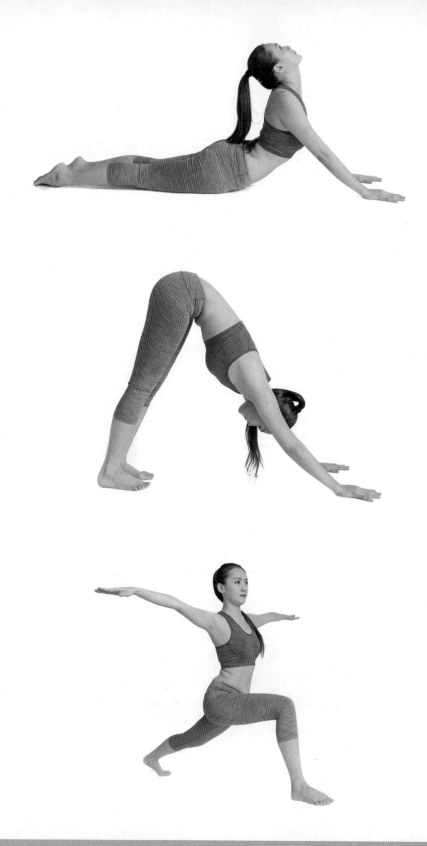

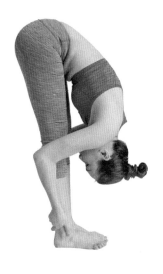

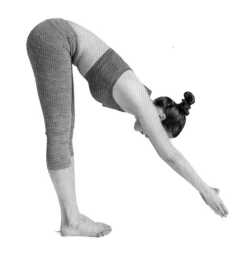

④ 鸢鸟式Ⅰ：曲双膝，右腿向后撤一大步。脚尖点地。吸气胯部向上，呼气向下压髋部（重复3~6遍）。

⑤ 斜板式：左腿向后撤一大步，双腿并拢，臀部下压，成一斜板。头向前，脚后跟向后踩。

⑥ 婴儿式：臀部坐回脚后跟上调息放松。

⑦ 蛇击式：双手向前延伸至极限，吸气曲双手肘，手肘离地，臀部离开脚后跟，下巴胸部沿着地面向前滑行，直到整个身体俯卧于垫子上，双手支撑垫面，让上半身抬高，抬头后仰，胯骨不要离开垫面。

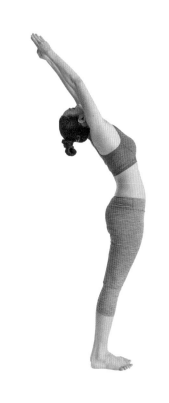

⑧ 下犬式（顶峰式）：吸气头部回正，踮起双脚尖，臀部向上抬高，双手推地面让上半身下压，脚后跟去寻找地面。

⑨ 鸢鸟式Ⅱ：吸气抬头，右腿往前一大步，右大腿与地面平行，左腿向后伸直，再一次回到鸢鸟式。上下压髋部。

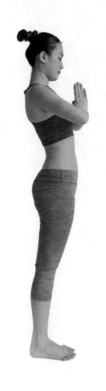
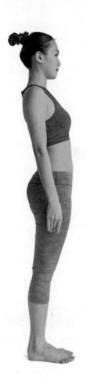

⑩ 身腿结合式：收左腿往前一大步，双腿并拢。上本身向前向下去贴近双腿前侧。

⑪ 伸长后仰式：吸气双手合十，向前向上延伸，呼气胯部前推，上半身后仰。吸气，上半身回正。

⑫ 祈祷式：呼气，双手合十落于胸前，祈祷式放松结束。

第三部分 / 收束法

⑫ 会阴收束法

禁忌：无。适合任何人练习。

功效：① 对于女性，强壮盆腔内肌。

② 防止子宫脱垂。

③ 预防和治疗便秘，治疗痔疮。

④ 帮助女性收紧阴道组织，有助于产后恢复，提升性控制力。

⑤ 预防和治疗男性前列腺问题，提升性控制力。

会阴收束法 ▼

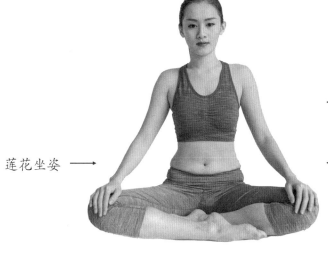

莲花坐姿 ⟶

⟵ 吸气，收会阴，收肛门

⟵ 呼气，放松

练习方法：

① 莲花坐姿，吸气，收会阴，收肛门，屏气。

② 呼气，放松（每天做100组左右）。

13 收腹收束法

禁忌：胃、十二指肠溃疡严重者不能练习。

功效：① 减少腹部的多余脂肪。

　　　② 按摩内脏器官,按摩子宫、卵巢。

　　　③ 促进肠蠕动,修复消化系统、生殖系统功能。

　　　④ 预防和治疗便秘现象。

收腹收束法 ▼

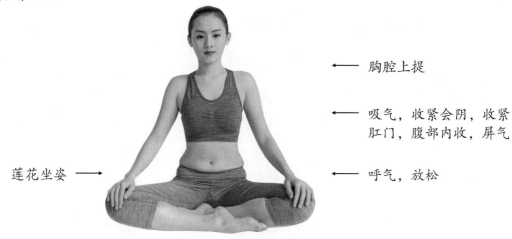

胸腔上提 ⟵

吸气,收紧会阴,收紧 ⟵
肛门,腹部内收,屏气

莲花坐姿 ⟶　　　　　　　　　　　　　⟵ 呼气,放松

练习方法：

① 莲花坐姿,吸气,收紧会阴,收紧肛门,腹部内收,胸腔上提,屏气。

② 呼气,放松（每次做10~20组,每天可以做3次或4次）。

14 收颌收束法

禁忌：甲亢患者不能练习。

功效：① 刺激甲状腺素分泌。

② 促进机体代谢。

③ 燃烧脂肪，有助于帮助减肥。

收颌收束法 ▼

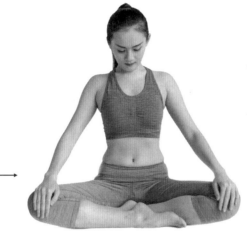

← 吸气，下巴挤压锁骨

← 屏气3秒，连做5组

莲花坐姿 →

练习方法：

① 莲花坐姿，吸气，收紧会阴，收紧肛门，腹部内收，胸腔上提，低头下巴挤压锁骨，屏气。

② 呼气，放松（每次做5~10组）。

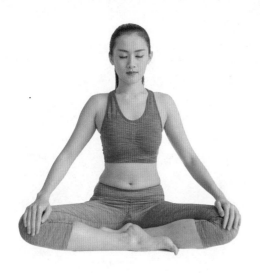

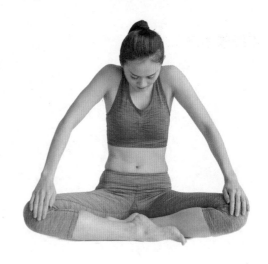

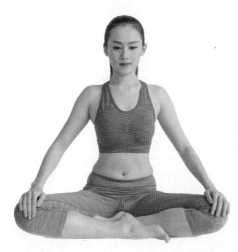

大收束法

禁忌：① 胃、十二指肠溃疡患者，不能练习收
　　　　腹动作。

　　　② 甲亢患者不能练习低头收颌动作。

功效：① 结合各大收束法的功效一体。是一项功
　　　　能性较强的收束练习法。

练习方法：

① 莲花坐姿，眼睛微闭。吸气，把注意力放在会阴处，收紧会阴，收肛门，收腹部，提胸腔，低头挤压锁骨，双肩耸起，拱背胸腔向内收，屏气。

② 呼气，放松身体，睁开双眼活动四肢（每次做3~5组）。

16 直角式

禁忌：无。适合任何人练习。

功效：① 纠正体态，治疗含胸、驼背。

　　　② 消除背部紧张，治疗背痛。

练习方法：

① 双腿打开与肩膀同宽，收紧腿肌臀肌。双手在体前交扣。

② 吸气，双手臂抬至胸前翻转掌心向上推。

③ 呼气，以胯部为折叠点，手臂带

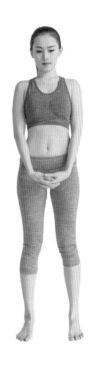

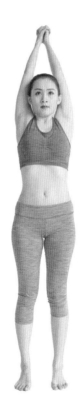

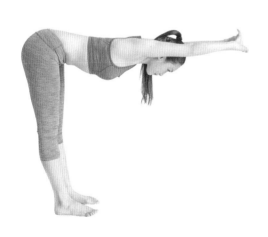

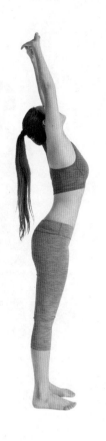

动上半身向前向下，直到手臂和上半身与地面平行（注意：背部尽量下压，不要拱背，重心转移到前脚掌，防止翘臀）。

④ 吸气，手臂带动上半身向前向上复原。

⑤ 呼气，放下双手，调息。

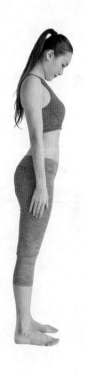

17 双角式

禁忌：① 低血压、低血糖患者不能后仰至极限。

② 高血压、心脏病患者，腰椎间盘突出严重者不能练习。

功效：① 镇定脑部神经，修复受损的脑细胞。

② 增强头面部血液循环，改善肤色。

③ 纠正体态，治疗含胸拱背，消除背部紧张，治疗背痛。

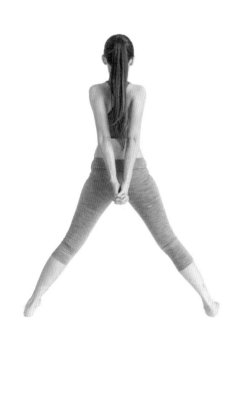
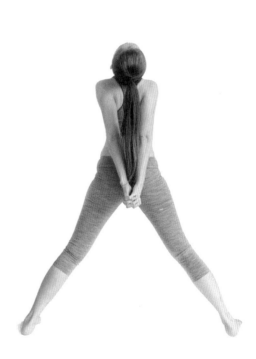

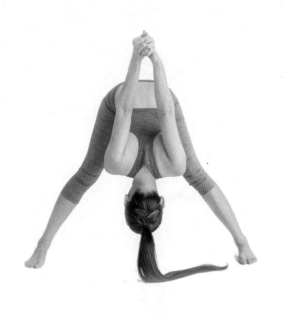

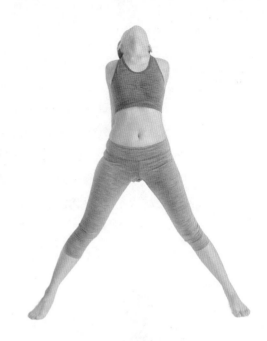

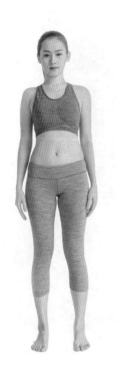

练习方法：

① 站在垫子中间，双脚打开一个半至两个肩宽。脚尖朝前。

② 双手在体后交握。

③ 呼气时，胯部前送，上半身后仰，手臂夹紧背部向后上方推。

④ 吸气，头部带动身体回正。

⑤ 吸气抬头，下巴向上。

⑥ 呼气，以胯部为折叠点，下巴带动上半身向前，向下（月经期做到上半身与地面平行即可），直到头顶尽量向下去接触垫子。手臂继续向后收紧，用力向头部方向推。注意力放在腿部后侧肌腱，后背，和臀部提升的感觉上（注意眼睛始终看地面，不要看后面，预防晕眩）。

⑦ 吸气，抬头，让血液回流心脏。再次吸气，头部带动身体起立。

⑧ 呼气放下双手，调息。

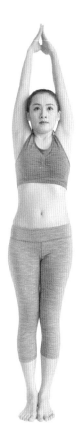

18 风吹树式

禁忌：无，适合任何人练习。

功效：① 减少腰部、手臂的多余脂肪，美化腰部、手臂曲线。

② 预防和治疗腰肌劳损。

③ 纠正腰椎、脊柱的错位。

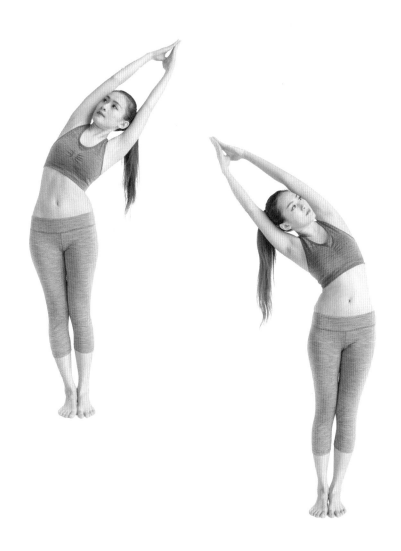

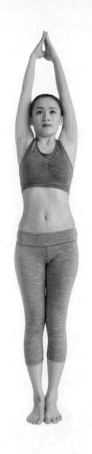

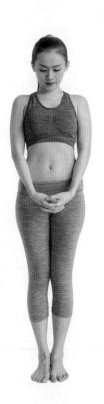

练习方法：

① 站在垫子中间、双脚并拢，山立式站姿。

② 吸气，双手打开，举过头顶，在头顶合十，指尖冲上方。

③ 呼气，手臂带动上半身向左侧弯，眼睛看右上方。注意力放在右侧腰的拉伸上。

④ 吸气，手臂带动上半身复原，指尖指向上方。

⑤ 呼气（反方向运动）。手臂带动上半身向右侧弯，眼睛看左上方。注意力放在左侧腰的拉伸上。

⑥ 吸气，手臂带动上半身复原，指尖指向上方。

⑦ 呼气，放下双手，低头调息。

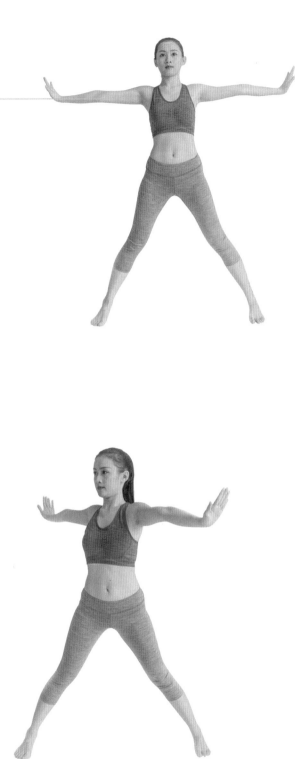

⑲ 腰驱转动式

禁忌：无，适合任何人练习。

功效：① 按摩脊柱，增强其灵活性。

② 按摩内脏，增强其功能。

③ 减少腰部多余脂肪。

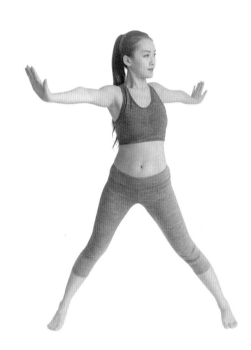

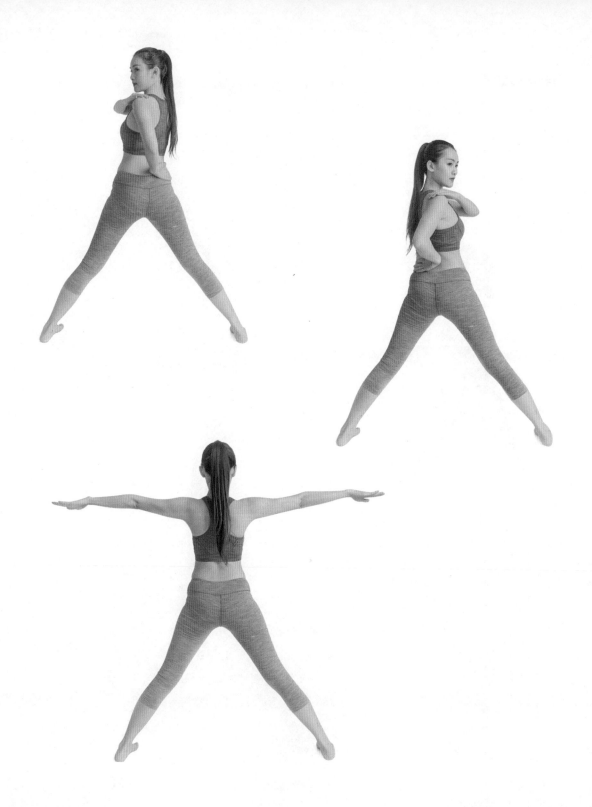

练习方法：

① 站在垫子中间，双脚打开一个半或者两个肩宽，脚尖朝正前方。

② 吸气，手臂打开侧平举。

③ 呼气，双手压手腕，像推波浪一样，推动上半身向左、向右平行扭转（注意：胯部不动，始终对向正前方）。

④ 吸气，手臂带动上半身复原。

⑤ 呼气，右手掌搭在左肩上，左手从体后绕过，放于右腰处，左肩膀带动上半身继续向左扭转，吸气向前复原。

⑥ 呼气（反方向动作），左手掌搭在右肩上，右手从体后绕过，放于左腰处，右肩膀带动上半身继续向右扭转。吸气向前复原。

⑦ 呼气，放下双手。双脚内外"八"字收回。低头调息。

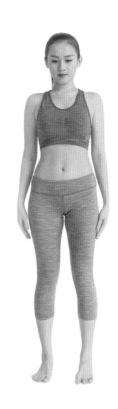

平衡练习的特点：支撑的主力部分肌肉收紧，注意力要非常专注，眼睛可以寻一个固定点凝视，尽量不分神。

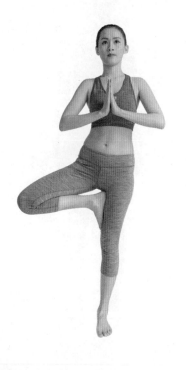

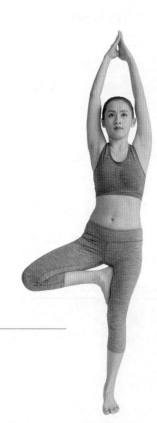

 树式

禁忌：无，适合任何人练习。

功效：① 增强腿部肌肉力量。

② 提高集中注意力。

③ 锻炼小脑功能和平衡能力。

④ 塑造完美体形。

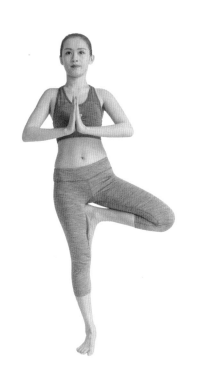

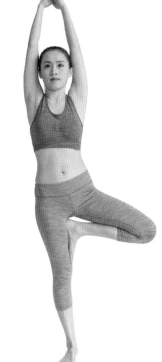

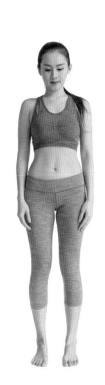

练习方法：

① 山立式站姿，站于垫子中端。

② 踮起右脚尖，把重心转移到左脚掌上。

③ 曲右膝盖向上抬起，右膝盖向外打开，让右脚掌踩在左膝盖内侧。

④ 吸气，双手从两侧打开向上抬高，在头顶方向合十。

⑤ 呼气，双手掌沿着眉心落于胸前，手肘端平。在此保持平衡以及顺畅的呼吸。

⑥ 吸气，双手沿眉心向上，呼气，打开双手，放下。

⑦ 反方向练习左腿平衡。

⑧ 呼气身体复原，调息。

21 抱膝式

禁忌：无，适合任何人练习。

特点：反呼吸。

功效：① 增强腿部肌肉力量。

② 提高集中注意力。

③ 锻炼小脑功能和平衡能力。

④ 塑造完美体形。

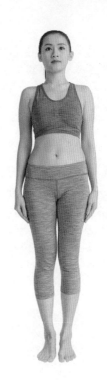

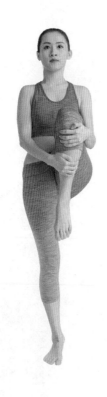

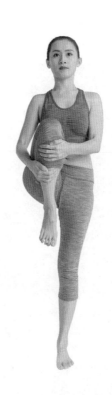

练习方法:

① 山立式站姿。

② 重心转移到左脚掌上,曲右膝盖,右脚向前抬起90°直角,双手去抱住右膝盖外侧。

③ 呼气时,右膝慢慢抬高,让大腿上侧尽量贴向腹部,膝盖去贴近胸部。

④ 吸气,放下右腿。弹动双腿放松。

⑤ 反方向练习左腿。放松调息。

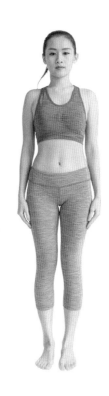

22 鸟王式

禁忌:无,适合任何人练习。

功效:① 增强腿部肌肉力量。

② 提高集中注意力。

③ 锻炼小脑功能和平衡能力。

④ 塑造完美体态。

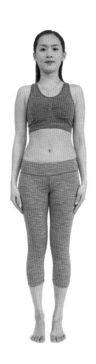

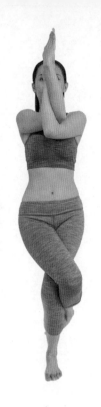

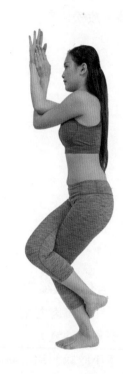

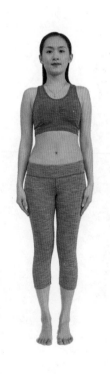

练习方法：

① 山立式站姿。

② 吸气双手侧平举。

③ 呼气，曲手肘，右手肘在上，双手肘重叠，翻转掌心相贴。

④ 吸气，踮起右脚尖，重心转移到左脚掌上，抬起右膝盖。

⑤ 呼气，右腿缠绕在左腿上，保持平衡。

⑥ 吸气，手肘向上抬起。

⑦ 呼气，臀部垂直向下坐。

⑧ 反方向练习另一边。

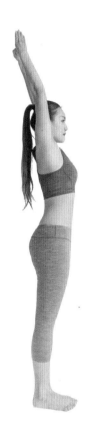

23 鸢鸟式

禁忌：无。适合任何人练习。

功效：① 增强腿部肌力。

　　　② 紧致腿部肌肉，提升臀部。

　　　③ 美化腿部、臀部线条。

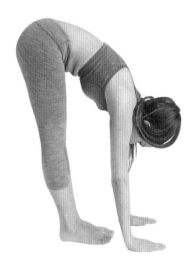

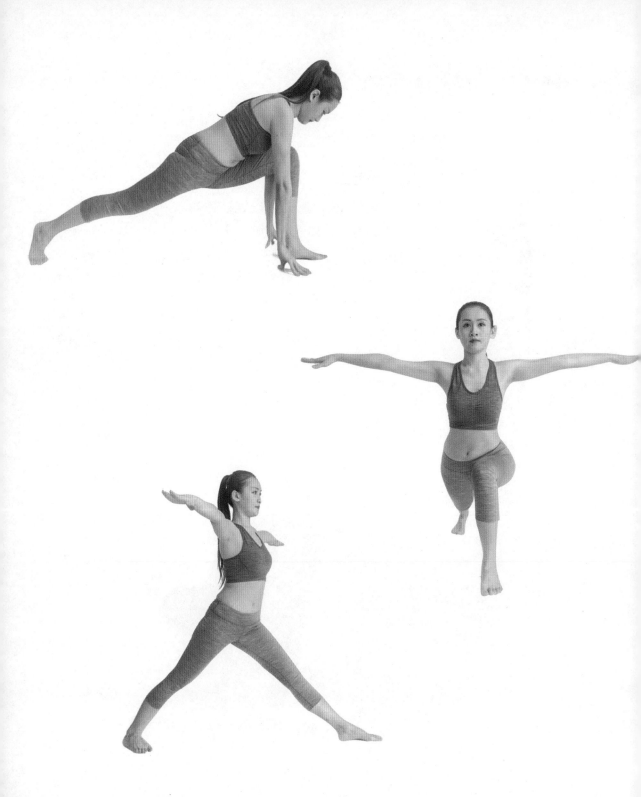

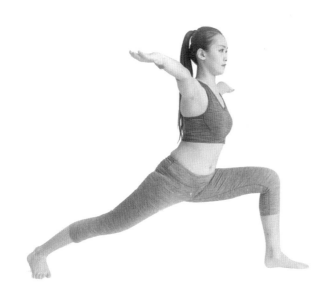

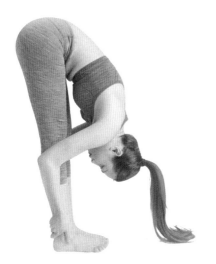

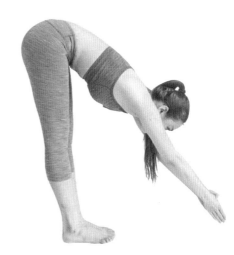

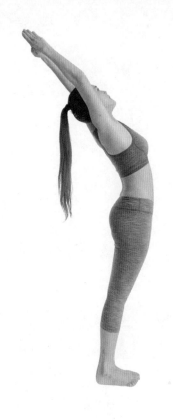
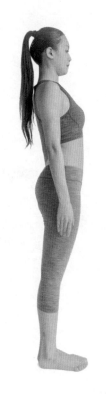

练习方法：

① 山立式站姿，站于垫子前端。背对着垫子。

② 吸气，双手合十于胸前，吸气，双手向上牵引举过头顶。

③ 呼气，胯部前送，身体后仰。吸气，复原。

④ 呼气手臂带动身体向前、向下。手掌贴地。

⑤ 吸气抬头，呼气右腿向后撤一大步，脚尖点地。上身向上立起。同时，双手侧平举。

⑥ 吸气，重心向上，呼气，下压髋部（根据自己的呼吸频率进行下压）。

⑦ 吸气，抬头。右腿向前一大步，双腿并拢。呼气，左腿向后撤一大步（同样的动作，左腿重复做一遍）。吸气，向上。呼气，下压髋部。

⑧ 吸气，抬头。左腿向前一大步，双腿并拢。双手去抓住双脚脚踝。呼气，腹部、胸部、脸颊依次贴向大小腿。

⑨ 吸气，双手合掌于体前，手臂带动上半身向上复原。

⑩ 呼气，放下双手，低头调息。

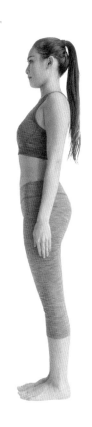

24 幻椅式

禁忌：无。适合任何人练习。

功效：① 强壮脚踝和小腿肌力。

② 美化臀部曲线。

③ 纠正O形腿。

④ 保持和塑造完美体态。

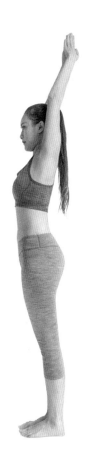

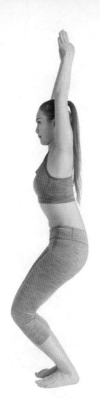

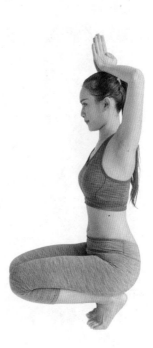

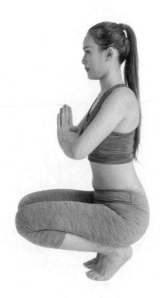

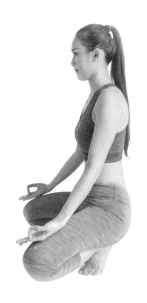

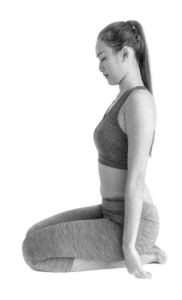

练习方法：

① 山立式站姿，站于垫子一端，面向垫子。

② 吸气，双手从两侧打开，在头顶合十。

③ 呼气，曲双膝，腿部垂直向下坐。双脚掌平均用力贴于地面，尾骨内收，尽量控制不翘臀。随着每一个呼气，臀部慢慢向下坐，直到坐于脚后跟上方，双脚尖可以微踮起。

④ 呼气，曲手肘，双手肘落于头顶百会穴处，停留3个呼吸。

⑤ 呼气，双手沿着眉心落于胸前，手肘端平。停留3个呼吸。

⑥ 呼气，双手落于膝盖上方，松开双手，接智慧手印，反转掌心放于膝盖上方。关闭双眼，停留3个呼吸。

⑦ 吸气，睁开双眼。膝盖、脚背着地。臀部抬起，成爬行体式拍打脚背放松后，调息。

㉕ 洁净法

1. 眼睛的清洗方法

（1）一点凝视法：瑜伽专业术语，称为Trataka，常常用于办公室瑜伽中。

禁忌：癫痫病患者、处在紧张状态下、头痛、严重眼部肿胀或疼痛、近期做过任何眼部手术者请不要练习，失眠和非常敏感者可以在睡前做少量的练习。

功效：通过一点凝视法的练习，眼睛会变得更清明。它可以增进眼部肌肉的持久力，洁净泪腺和净化视觉系统、平衡神经系统，增进意志力、自信心和专注力，缓解神经紧张、失眠、焦虑和沮丧，增强视力。

练习方法：一点凝视法是一种清洁术(Kriya)，像是清洁过程，它能让身体获得很多的益处，对冥想非常好。

准备：选择一间较暗的房间，点燃一支蜡烛（要用好的蜡烛，避免点燃后产生较大的烟），将蜡烛放在烛台或用来放蜡烛的地方，蜡烛的顶端正好与眼睛平齐，你与蜡烛的距离为1.5米左右。关闭窗户，不让微风进来干扰火焰。

练习：选择一个舒适的冥想坐姿，保持背部挺直，身体放松。在开始一点凝视法之前，你可以先做眼球的旋转练习，如果你不想做，可以直接练习一点凝视法。闭上眼睛，做几分钟冥想。慢慢睁开眼睛，先将视线看向地面，然后慢慢看向蜡烛底部，再慢慢看向蜡身，最后慢慢看向火焰。开始看整个火焰，不要有任何的努力和紧张，保持面部放松，眉心放松，正常呼吸。一直盯着火焰不要眨眼，也许会有一些难受，但要用你的意志力去坚持。眼泪会慢慢充满你的眼睛，让眼泪自然流出来，它可以清洗眼中的杂质。不要有任何其他的动作，不要用手去擦拭眼泪，只是注视火焰。

▶ 开始你也许只能做3分钟，当有感觉时，你也许能做到5分钟，但建议不要超过5分钟。如果想练习更长时间，可以做一个5分钟，放松休息一会，继续做下一个5分钟。可以这样练习3遍，但请不要做更长时间。眼睛是非常敏感的，所以要小心。

▶ 当你想停下来不看火焰，你就可以慢慢地闭眼放松。可以做几分钟冥想，或是闭上眼睛放松。几分钟后搓热双掌，抚摩面颊、眼部肌肉、双耳，慢慢睁开眼睛。

（2）不看肮脏的物体。

2. 耳朵的清洗方法

（1）多听清净的声音，大自然的声音，乐音。
（2）多听"OM"之音。

3. 鼻的清洗方法

（1）洗鼻法（专业术语：捏涕法）

什么是捏涕法

　　捏涕法——《哈他之光》中这样阐述："捏涕法清洁额窦，保持良好的视力，迅速消除肩部以上区域（或喉部）的多种疾病。"可见，捏涕法是瑜伽练习中一种重要的清洁法，主要清洁鼻道的多余黏液，有效预防呼吸道疾病。

　　呼吸是连接物质身体与外部世界的途径，鼻是呼吸道的一个组成部分，鼻道的清洁直接影响吸入气体的洁净程度，而吸入气体的洁净程度也直接影响了肺部的气体交换功能，从而影响整个身体的血液循环系统，可见鼻道清洁对于整个身体的重要性。

　　遵守用鼻子呼吸的原则，鼻孔内分布着鼻毛，对吸入空气的固体颗粒杂质进行过滤，但是仍然有很多细小的细菌随着空气进入鼻道，这就需要鼻黏膜这道屏障发挥作用将这些细小的灰尘及细菌黏附在鼻黏膜上，空气进入气管经过再次过滤后进入肺部进行气体交换。捏涕法把黏附着污物的黏膜清洁掉，产生新的黏膜吸附杂质。

　　捏涕法有两种练习方法，一种叫做绳捏涕，另一种叫做水捏涕。

水捏涕法

禁忌： 鼻炎患者在发病期间不要练习，感冒期间不要练习。

注意事项： 视环境污染程度而定，污染较重城市或北方天气干燥城市每周做1~3次，或隔天一次。空气质量较好的城市或空气湿润的地方每周练习一次即可。

功效：

（1）清除鼻道的污染物和充满细菌的黏液。

（2）经常练习有效防止和医治各种各样的鼻窦和鼻腔问题。鼻炎严重者，不要急于一次就可以练习通畅，每天早晚坚持练习，可以取得很好的效果。

（3）帮助更快治好感冒和感冒的后遗影响。

（4）治疗鼻窦性头痛。

（5）有助于防止和治愈耳、眼、喉疾病。

（6）有助于唤醒眉心轮。

（7）经常练习面部皮肤光泽，改善面色。

捏涕法做法

准备： 捏涕壶一个，食盐少许，温开水，纸巾。将食盐放入捏涕壶中，倒入适量温开水，不要过咸或过淡，以做汤的口味为准。捏涕壶的水不要装得过满。水中放入食盐的目的是避免水分被黏膜吸收，导致鼻窦肿胀。高血压患者练习时水中不加盐，避免血压上升。

练习方法：

（1）呼吸较为顺畅的鼻孔为先，站立姿势，双脚开立与肩同宽，上身微微前倾,头与身体成45°夹角侧向一边。

（2）将捏涕壶的口对准较为通畅的鼻孔，手握捏涕壶的手肘向上提升水自然从另一侧鼻孔流出，整个过程用口呼吸，不要屏息。一侧练习后，重新灌入温盐水，另一侧练习。水流出的过程中会将鼻腔中的黏液带出。

（3）捏涕法之后一定要练习圣光调息将多余的水分排出，烘干鼻道。刚开始练习的朋友，如果技巧掌握生疏可能会出现暂时性眼睑水肿、鼻窦肿胀的现象，掌握技巧长期练习后现象自然消失。练习结束擤鼻涕时，两手放在鼻子两侧，轻轻擤，不要太用力，或者用嘴巴吸气后，闭上嘴巴，然后腹肌用力内收，将残留的水、鼻涕等从左右鼻腔交替喷出。初练者可能不太容易掌握，那么不要急于连续地练习，先一下一下地喷出，直至熟悉后，可以吸一口气连续喷几次。这种方法的重点是呼气时嘴巴闭拢，腹肌用力内收，让气息喷出，整个鼻道放松不用力，只是一个气体、液体喷出的通道而已。这样的方法可以避免特别是鼻炎患者擤鼻涕时用力过猛造成的鼻窦充血肿胀，反而加重的呼吸不通畅，而且使残留的水喷出的更彻底，练习完之后鼻腔通畅清爽。

4. 口的清洗方法

（1）刷牙、漱口。
（2）盐水冲洗口腔。
（3）不讲污言秽语。
（4）不参与议论别人，不说长道短。
（5）少说为佳。

5. 食道清洁法

（1）清洗食管（喉咙到胃部）。

6. 胃部清洁法

（1）提倡素食。
（2）按时、定量。

7.肠道清洁法

（1）洁肠法：瑜伽专业术语，称为商卡排毒（梵文是SHANKHA PRAKSHALANA，音译是"商卡·普拉刹拉那"——"商卡"的意思是海螺，指海螺形的肠脏，而"普拉刹拉那"是彻底洗净的意思）。

但事实上，这不仅仅是一种洁肠功法，它还洁净从口到肛门的整条进食与排泄通道。这种技术有较剧烈和彻底的做法，做起来也较困难和危险，因此，我们这里只讲差不多人人都可以做而又没有害处的较为简单的做法。

禁忌：胃溃疡或十二指肠溃疡患者除非得到医生同意，否则应避免练这个功法。高血压患者只要不用盐水而只用温水，就可以做这个练习。有些人做这个练习后感到疲劳。虽然这不是一个严重的问题，但在决定是否要做或什么时候做这个练习时，应把这个问题一并加以考虑。

高血压、心脏病、胃和十二指肠溃疡患者尽量不做。

功效：对于患便秘、胃酸过多、胃气胀、消化不良等的人，这是一个有益的练习。帮助排出毒素，减肥瘦身，对肾脏和泌尿系统也是很好的。在断食的开始阶段，这也是一个很有用处的练习。

"商卡·普拉刹拉那"洁肠法：清早，冥想练习后，在进行任何饮食之前。穿宽松的衣服，因为你将要做一些瑜伽练习。

开始：准备一大瓶温水（可用温水瓶或有嘴有柄的大水罐等）。放入一点盐（最好是海盐），让它略带咸味。准备两个玻璃杯。把两个玻璃杯斟满盐水，快速先后喝完。喝了水之后，立即做下面五个瑜伽姿势，每个做6次，一个接一个做下去：

（1）摩天式（Tadasana）

（2）风吹树式（Tiryaka Tadasana）

（3）腰旋转式（Kati chakrasana）

（4）眼镜蛇扭动式（(Tiryaka Bhujangasana)

（5）腹部按摩功（Udarakarshanasana）

（6）鸭行式

　　练习以上这些瑜伽姿势会使肌肉和内脏放松和伸展，好让水迅速通过身体。当你已做完以上瑜伽姿势之后，迅速地先后再饮两玻璃杯的盐水。然后立即以同样顺序重做以上瑜伽姿势练习。然后再饮两玻璃杯盐水，再做同样的瑜伽姿势。这时你该想要解便了。上洗手间去试试，别逼着自己解便。

　　如果还不行，再喝两杯水后再做以上练习。再上洗手间试试。照此做下去，直到解便为止。

　　做完这个练习之后，还会排出大量尿液。如果水喝得很多，那你可能还要解多次便。解便之后，做仰卧放松功，静卧15~20分钟。放松，但试着不要让自己睡着。

练习后起码在45分钟内不进食任何东西，而真的要吃，也一定只能吃素食。

这个功法一周内要做多少次，视练习者的意愿而定。但每月一次或每周一次就够了。

8. 心灵清洁法

（1）阅读。

（2）学习 。

（3）吸收正能量。

（4）放下。

（5）包容。

（6）爱。

9.身体清洁法

（1）断食法，完全不进食，每周做一天，不要一次断食，从减少食量开始，每天减少一点点，通过减少分量而循序渐进地清洁身体。

（2）喝水、喝果汁、喝蔬菜汁。

（3）水果餐代餐法。

（4）断晚餐。

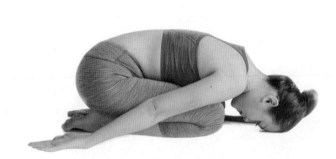

26 叩首式

禁忌：高血压、心脏病、甲亢患者不能练习。

功效：① 刺激甲状腺素分泌，促进机体代谢和脂肪燃烧。

② 增加头面部血液循环，改善肤色。

③ 刺激头顶百会穴，预防和治疗脱发。

④ 拉伸背部肌肉，治疗背痛。

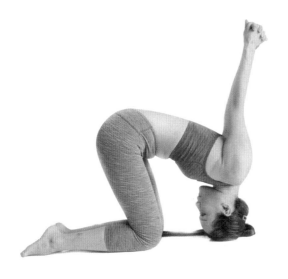

练习方法：

① 金刚坐姿，跪坐于垫子末端，面向垫子。腰背部保持挺直，双手自然放身体两侧。

② 吸气，抬头下巴向上。

③ 呼气，下巴带动上半身，向前向下。直到腹部、胸部贴实大腿，前额点地（前额触底后，不要左右晃动头部以及改变头部位置）。

④ 吸气，臀部缓慢离开脚后跟，推动身体慢慢向前滚动，前额位置始终不变，直到头顶百会穴触地。

⑤ 松开双手去抓住腘窝。

⑥ 复原时，松开双手，放于身体两侧，手背贴地。臀部慢慢坐回脚后跟。直至前额点地。脸颊转向任意一侧，调息。

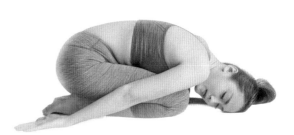

27 猫式

禁忌：月经期，高血压、心脏病患者，不能保持太久。

功效：① 减少腹部多余脂肪。

　　　② 防止子宫下垂。

　　　③ 纠正胎位（常常用于孕妇瑜伽）。

　　　④ 预防和治疗月经不调、痛经等。

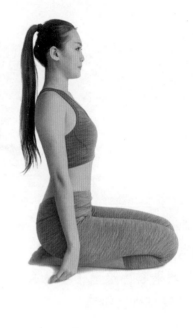

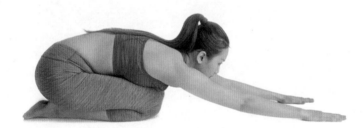

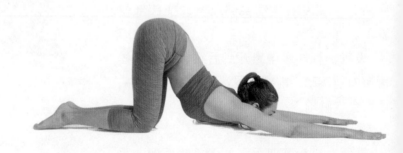

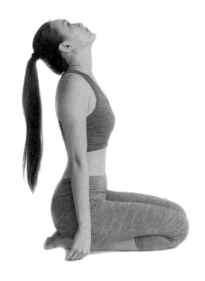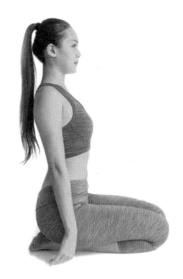

练习方法：

① 跪坐于垫子末端，面向垫子。双手自然垂放于身体两侧。背部挺直，眼睛看前方。

② 吸气，抬头。

③ 呼气，下巴带动上半身向前向下，双手顺时向前延伸出去（手掌心放松，手臂不要用力）。

④ 吸气，臀部离开脚后跟，推动身体向前滑行，直至下巴胸部贴向垫子（感觉轻松的练习者可以去寻找腋窝贴垫面的感觉，感觉困难的练习者做到自己可以接受的范围即可）。大腿与臀部与地面垂直。手臂不要推太过。

⑤ 复原，卷曲手指，作握拳姿势，手指尖推动地面，让身体慢慢向上复原，直至臀部坐回脚后跟。

⑥ 收双手回身体两侧，掌心朝上，前额点地，婴儿式调息。

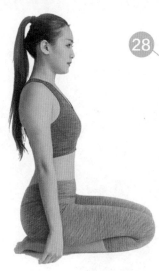

28 骆驼式

禁忌：低血压、低血糖患者和月经期不能练习。

功效：① 预防和治疗腰椎间盘突出。

② 提升胸部、臀部，预防胸部、臀部下垂，美化其曲线。

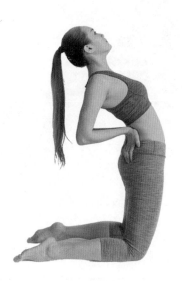

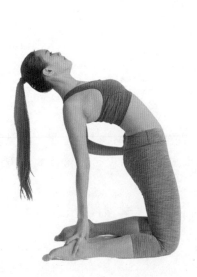

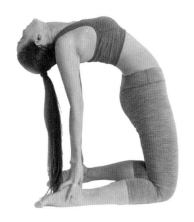

练习方法：

① 热身：跪立。双膝微分开一个肩膀宽度，双手贴于后腰处。呼气，胯部向前送（重复3次热身动作）。吸气，回正。

② 呼气，胯部向前推至极限，保持。松开双手依次去抓住脚后跟，抓不到的可以踮起双脚尖。胯部尽量前送，胸腔打开上提。

③ 吸气抬头，放松颈部（注意意识力集中，不要走神，否则容易受伤）。

④ 复原时，先松开一只手，托住后腰。再松开另外一只手，托住后腰。双手用力推后腰慢慢立起上半身。头部回正。

⑤ 双膝盖并拢，臀部坐回脚后跟，双手提前握拳，上下交叠。前额轻轻放于上拳头上方，关闭双眼调息。

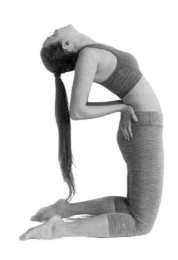

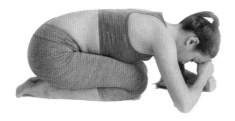

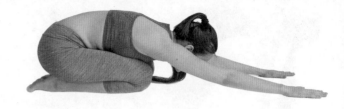

29 顶峰式（下犬式）

禁忌：高血压、心脏病患者和月经期不能练习。

功效：① 全身性的减肥动作。

② 减少腿部后侧多余脂肪，纠正O形腿。

③ 增强头面部血液循环，改善肤色。

④ 减轻大脑压力，修复受损脑细胞。

⑤ 预防和治疗内脏下垂。

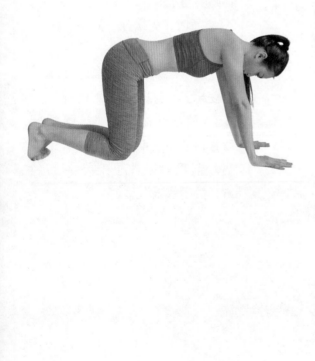

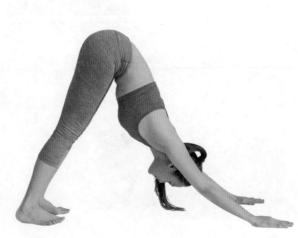

练习方法：

① 跪坐在垫子末端，面向垫子。吸气抬头，呼气下巴带动身体向前向下。

② 双手顺时沿着垫面向前滑行至极限。

③ 吸气抬头，臀部离开脚后跟，双手掌心贴地面，转爬行体式。

④ 吸气跷起双脚尖，固定好双脚、双手的位置不变，膝盖向上抬起，直至伸直双腿。

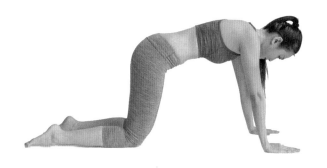

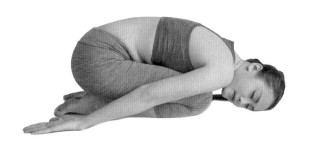

⑤ 吸气，抬头延长脊柱。呼气，双手用力推地面，让肩背腰下压。头顶百会穴去寻找触地的感觉。脚后跟也慢慢量力而行去踩地。感受整个身体成一个三角形。

⑥ 吸气抬头，重心前移。

⑦ 呼气，曲膝，脚背着地，臀部坐回脚后跟。婴儿式调息。

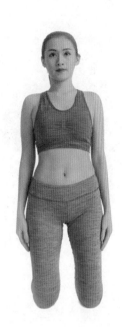

30 门闩式

禁忌：无，适合任何人练习。

功效：① 减少腿部脂肪。

      ② 塑造腰部线条。

      ③ 预防和治疗腰肌劳损。

      ④ 纠正脊柱错位。

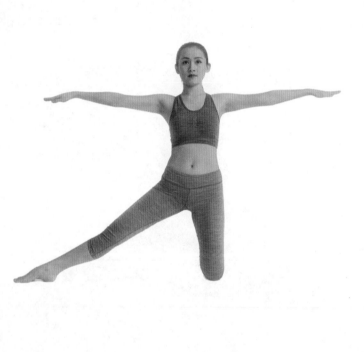

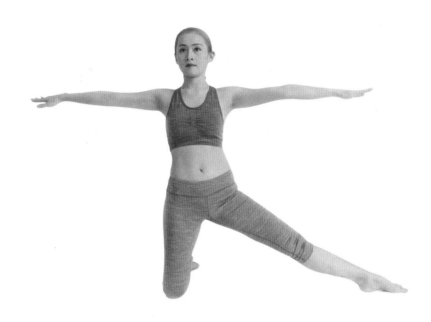

练习方法：

① 跪立于垫子中间，双膝打开一个拳头的宽度（胯部、脊柱摆正、双肩下沉）。

② 左脚向左侧打开踩地，左脚掌与右膝盖在一条直线上（身体、胯部摆正）。

③ 吸气，双手侧平举（指尖尽量左右侧拉伸至极限）。

④ 呼气，左手放下，轻搭在左腿上，右手向左侧压。眼睛看右上方。拉伸右侧腰和左腿肌腱。

⑤ 呼气，右手从左前绕半圈放下右手。双手掌心贴地，收回左腿。

⑥ 反方向做右腿与左手臂、左腰的拉伸。

⑦ 呼气，金刚坐姿调息。

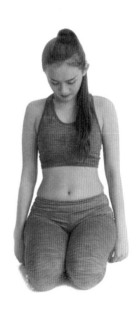

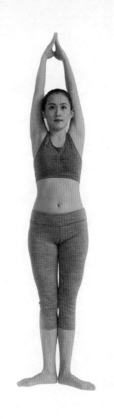
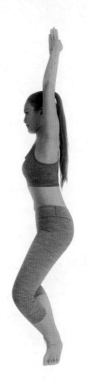
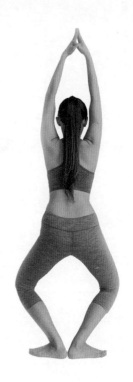

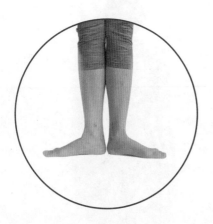

31 花环式

禁忌：高血压、心脏病患者，腰椎间盘突出严重的人不能练习。

功效：① 美化小腿、脚踝曲线。

② 减轻内脏的淤血状态。

③ 预防和治疗非细菌性的妇科疾病。

④ 治疗便秘。

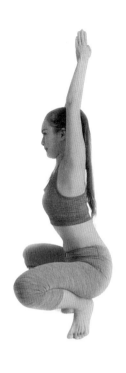

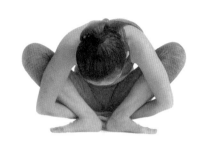

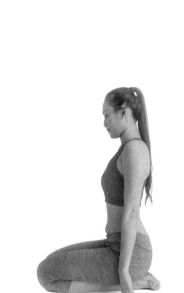

练习方法：

① 站立于垫子一端，双脚尖分开成"一"字型，脚后跟踩地（困难的学员双脚后跟打开一个拳头的宽度）。

② 呼气，臀部垂直下坐，直至臀部坐于脚后跟上方，再次调整脚后跟着地。

③ 吸气，抬头，下巴向上。

④ 呼气，下巴带动上半身，向前向下，直到前额点地。

⑤ 松开双手，送膝盖内侧绕过体后，在体后十指交扣。

⑥ 头部继续带动身体下压，注意臀部不要抬起。

⑦ 吸气，抬头，松开双手在体前贴地，双膝盖收回并拢，膝盖着地，成爬行体式。拍打脚背放松。

⑧ 金刚坐姿调息。

32 莲山式

禁忌：甲亢患者、太瘦的人不宜练习。

功效：① 刺激甲状腺素分泌。

② 促进机体代谢和脂肪燃烧。

③ 减少手臂多余脂肪，美化手臂线条，提升胸部。

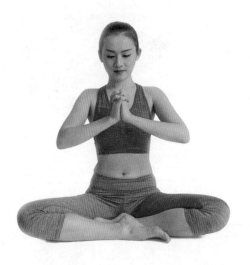
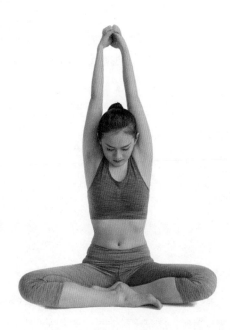

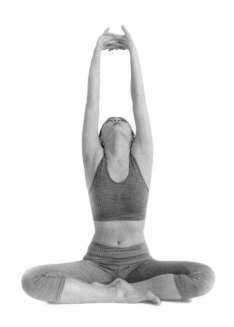

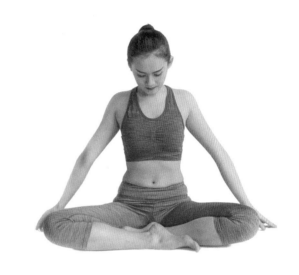

练习方法：

① 莲花坐姿。

② 双手在胸前交扣。

③ 吸气，双手沿着眉心向上抬高。

④ 呼气屈手肘向下（持续吸气向上，呼吸向下3~6组）。

⑤ 吸气双手向上延伸至极限，呼气低头，下巴挤压锁骨（保持3~6个正常呼吸）。

⑥ 呼气，曲手肘，手掌落回头顶百会穴处，反转掌心向上推。推至极限后，吸气抬头，下巴向上，眼睛看向手背。注意力放在颈部前侧，感受颈部前侧的拉伸。

⑦ 吸气，头部回正。呼气，双手从两侧打开，方向。手指尖触地时，紧闭双眼，低头调息。

33 腰侧弯式

禁忌：无，适合任何人练习。

功效：① 减少腰部多余脂肪、美化腰部曲线。

② 预防和治疗腰肌劳损。

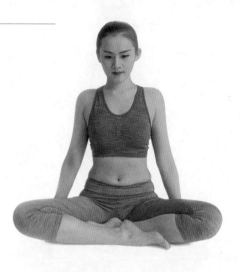

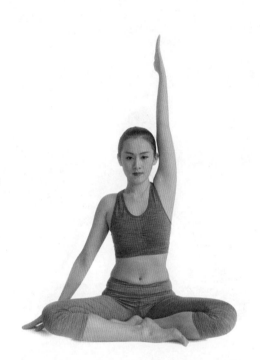

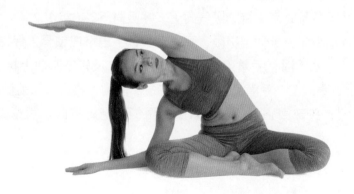

练习方法：

① 莲花坐姿,双手自然放于体侧。

② 吸气，右手掌立起，向右向上延伸至头顶。

③ 呼气，右手带动上半身向左侧弯。眼睛看右上方。注意右边臀部不要抬起。

④ 吸气，右手复原，手指尖指向正上方。呼吸放下右手。

⑤ 吸气（反方向动作），左手向上立起，呼气，左手带动身体向右侧弯。

⑥ 吸气，左手带动身体回正，呼气，放下左手。低头调息。

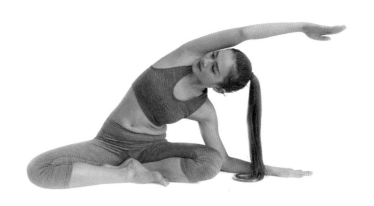

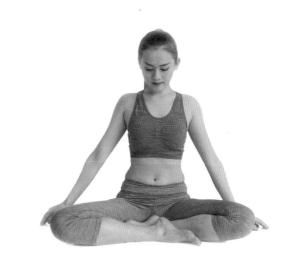

禁忌：无，适合任何人练习。

功效：① 按摩内脏器官，增强其功能。

② 减少背部、腰腹部多余脂肪。

③ 按摩脊柱，增强脊柱的灵活性。

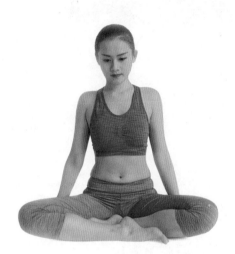

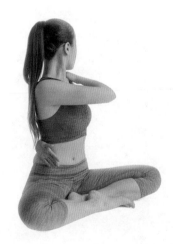

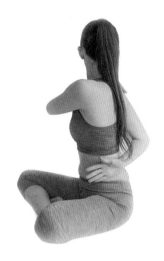
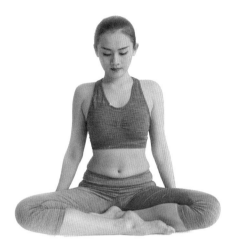

练习方法：

① 莲花坐姿，双手自然垂放与身体两侧。

② 右手搭在左肩上方，左手从体后绕过，贴于右后腰。

③ 吸气，腰背部向上延伸，呼气，左肩带动上半身向左后扭转。
根据自己的呼吸，让动作慢慢延伸，在极限范围内保持3~6个呼吸。

④ 吸气，左肩膀带动上半身向前复原。呼吸松开双手。

⑤ 反方向进行练习。吸气，左手搭右肩膀，右手绕过体后，贴于左腰处。吸气向上，呼气向右后扭转。

⑥ 吸气，上半身向前复原，呼气，松开双手，调息。

③⑤ 双腿背部伸展式

禁忌：无，适合任何人练习。

功效：① 按摩盆腔、按摩腹部。

　　　② 预防和治疗非细菌性妇科疾病。

　　　③ 减少腹部和腿部后侧的脂肪。

　　　④ 旺盛男性前列腺，预防和治疗这方面的疾病。提高性控制能力。

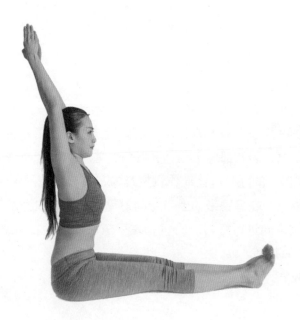

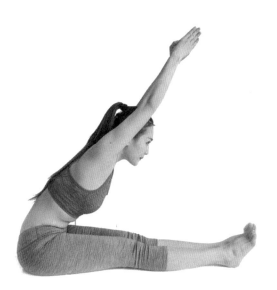

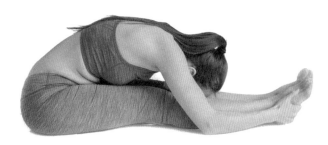

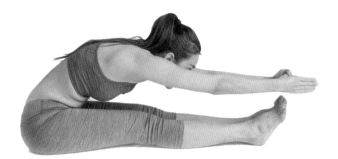

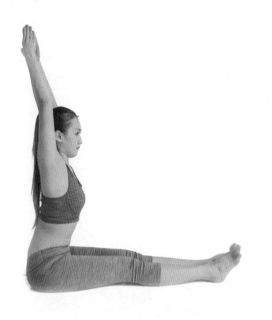

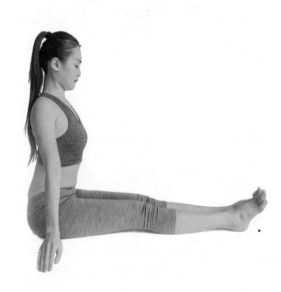

练习方法：

① 采取长坐姿，坐于垫子一端，面向垫子，双手放于身体两侧。

② 吸气，勾起脚尖向内，脚后跟用力向前伸直，双膝盖窝贴地。同时，双手从两侧向上抬起，在头顶的方向掌心相对。

③ 呼气，以胯部为折叠点，双手带动上半身向前、向下。手臂、上半身与地面成45°角时，停留。

④ 吸气抬头，呼气压肩背部，让手臂和上半身在一个平面里。

⑤ 呼气，手臂继续带动上半身向前、向下。寻找腹部贴近大腿，胸部接近小腿。背部尽量控制不要拱起。让上半身与下半身折叠，拉伸腿部后侧肌腱、挤压按摩内脏器官。

⑥ 吸气抬头，血液回流心脏。双手带动上半身向前、向上复原。

⑦ 呼气，从两侧打开双手，放下。调息。

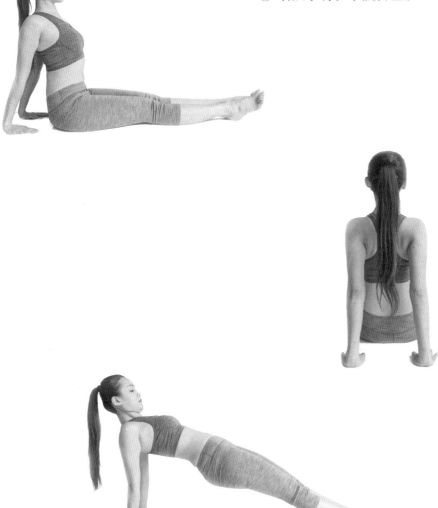

36 前伸展式

禁忌：无，适合任何人练习。

功效：① 减少腹部、腿部前侧多余脂肪，提升臀部。

　　　② 增强手臂。手腕力量。

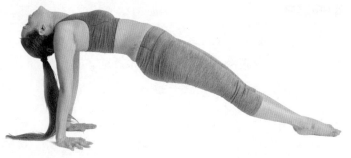

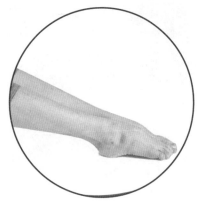

练习方法：

① 采取长坐姿，坐于垫子一端，面向垫子。双手掌心贴地放于臀部后方。手指尖指向臀部，双手掌打开的位置不要大于肩宽。

② 吸气，双手掌推动垫面，胯部、臀部向上推。眼睛看向肚脐方向。控制整个身体成一条直线。脚趾向前绷直，前脚掌踩地。保持3~5个呼吸。

③ 吸气，抬头，下巴向上。眼睛看上方。继续保持呼吸。

④ 吸气，头部回正，呼气，臀部向下着地。活动双手腕。

⑤ 曲膝，双手抱住膝盖，低头调息。

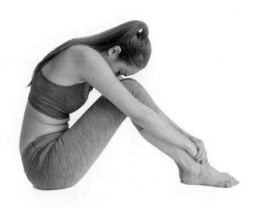

37 船式

禁忌：无，适合任何人练习。

功效：① 增强对全身肌肉的控制能力。

② 收紧腹肌、大腿肌肉。增加腰、腹部的肌肉力量。

③ 减少腰部、腹部、大腿的多余脂肪。

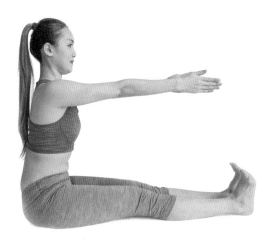

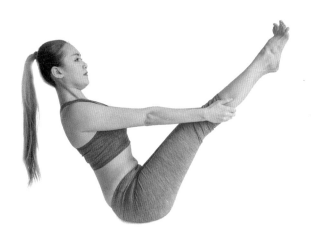

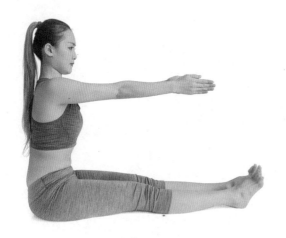

练习方法：

① 采取长坐姿坐于垫子一端，面向垫子。双手自然放身体两侧。

② 吸气，双手握拳向前伸展，直至双手与垫面平行，拳心相对。

③ 呼气，上半身向后倾斜，重心向后移至坐骨，腰背部伸直。

④ 吸气，双脚绷脚尖向上抬高，抬至极限（保持3~5个呼吸）。

⑤ 呼气，勾脚尖向内，脚后跟向前蹬直，轻轻放下双腿。

⑥ 收回双手，弹动双腿放松。

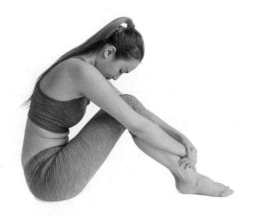

38 扭身祈祷式

禁忌：无，适合任何人练习。

功效：① 按摩脊柱，增强脊柱的灵活性。

② 按摩内脏，增强内脏自我修复功能。

③ 减少腰背部多余脂肪。

④ 调节胰岛功能。

⑤ 预防和治疗糖尿病。

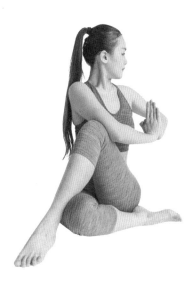

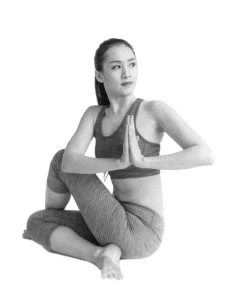

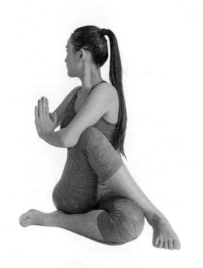

练习方法：

① 采取长坐姿，坐于垫子中间。

② 曲左膝盖，右脚掌踩在左膝盖外侧。

③ 吸气，双手合十于胸前，手肘端平，脊柱向上延展。

④ 呼气，左手肘推动右膝盖，向右后扭转（伴随呼吸做3~5组）。

⑤ 吸气，手肘带动上半身复原。

⑥ 松开双腿向前弹动放松（做反方向扭转运动）。

⑦ 调息放松。

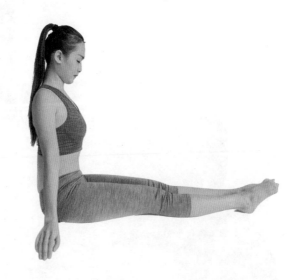

39 坐角式

禁忌：月经期不能做到极限。

功效：① 减少大腿内侧多余脂肪。

　　　② 减轻坐骨神经疼痛现象。

　　　③ 刺激激素分泌，保持青春活力。

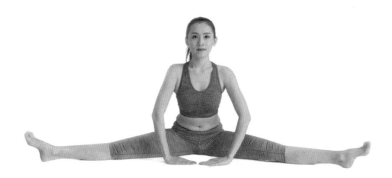

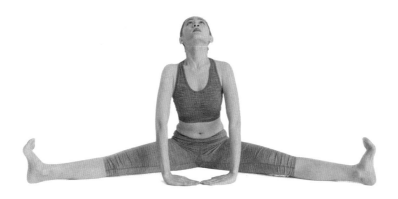

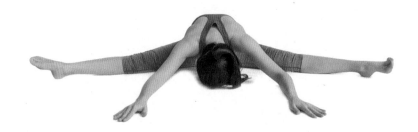

练习方法：

① 采取长坐姿，坐于垫子中端。

② 呼气，双膝盖弹动，让大腿尽量打开至极限，腰背部保持挺直。

③ 脚趾尖正对前方，让大小腿内侧肌腱肌肉贴地。

④ 双手放于会阴前，十指相对。

⑤ 吸气抬头，呼气，曲手肘贴地，上半身通过呼吸慢慢向下压。

⑥ 吸气，抬头，上半身立起。

⑦ 呼气，双手向前爬行至极限。上半身向前，向下压。寻找腹部、胸部、腋窝、下巴、前额贴地的感觉。

⑧ 吸气，抬头。双手推垫面，让上半身慢慢直立。

⑨ 搓热掌心拍打一下双腿内侧肌腱。弹动双腿放松。

⑩ 屈双膝，抱住小腿，低头调息。

40 蛇式

禁忌：无，适合任何人练习。

功效：① 预防和治疗腰椎间盘突出。

② 预防胆、肾结石。

③ 美化臀部曲线，预防臀部下垂。

④ 消除腰腹部多余脂肪。

⑤ 增强肠道功能。

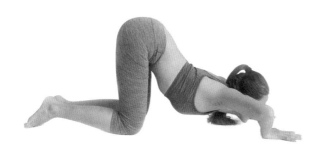

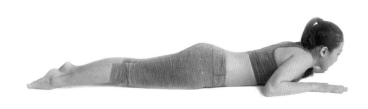

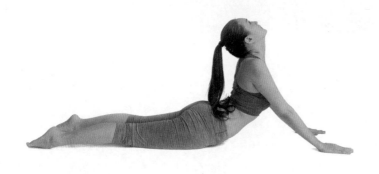

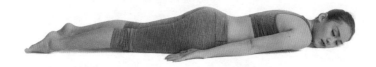

练习方法：

① 跪坐于垫子末端，双手沿着垫面向前延伸至极限，手肘不贴地。

② 吸气，双手十指打开贴实垫面，臀部离开脚后跟，下巴、胸部沿着垫面向前滑行，直至上半身俯卧于垫子之上。

③ 调整双手位置，双手掌放于胸部两侧，或者胸部两侧前端一些的位置，大拇指轻触碰胸部外延。

④ 吸气，双手掌推垫面，胸部、下巴抬离垫面向上（注意，胯部位置依然贴地，双肩下沉不要耸肩）。

⑤ 吸气，抬头。注意力放在后腰、后背上。

⑥ 呼气，头部回正。曲双手肘，胸部下巴落回垫子之上。松开双手放于身体两侧，掌心朝上，脸颊转向任意一侧。闭上双眼，调息。

飞蝗式

禁忌：无，适合任何人练习。

功效：① 预防和治疗腰椎间盘突出。

　　　② 预防胆、肾结石。

　　　③ 美化臀部曲线，预防臀部下垂。

　　　④ 消除腰腹部多余脂肪。

　　　⑤ 增强肠道功能。

　　　⑥ 按摩盆腔、腹部。

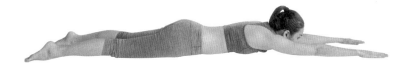

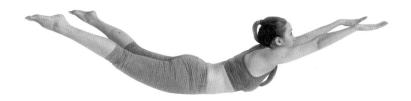

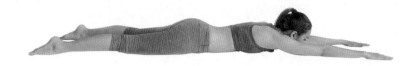

练习方法：

① 俯卧于垫面，四肢向前后两个方向延伸至极限。

② 吸气，四肢同时离地，向上抬起（保持3~6个顺畅呼吸）。

③ 呼气，四肢落地。

④ 双手收回身体两侧，掌心朝上，脸颊转向任意一侧。鳄鱼式调息。

42 弓式

禁忌：月经期不能做到极限。

功效：① 预防和治疗腰椎间盘突出。

　　　② 预防胆、肾结石。

　　　③ 美化臀部曲线，预防臀部下垂。

　　　④ 消除腰腹部多余脂肪。

　　　⑤ 增强肠道功能。

　　　⑥ 全身性的减肥动作。

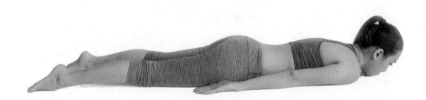

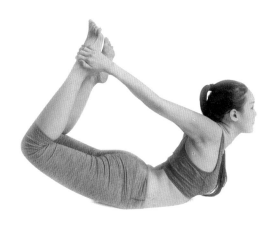

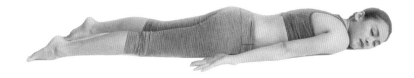

练习方法：

① 俯卧于垫子之上，双手放身体两侧。

② 吸气，曲双膝盖，双手去抓住脚踝。双手的力量拉
双腿向上抬起（注意：双膝盖打开不能超过肩宽）。

③ 呼气，四肢落地，松开双手。

④ 鳄鱼式调息。

43 斜式

禁忌：高血压、心脏病、甲亢患者和月经期不能练习。

功效：① 减少腹部和大腿前侧脂肪。

　　　② 强壮大腿内部肌肉力量。

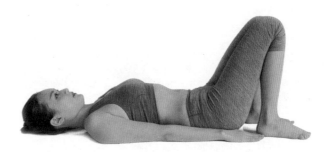

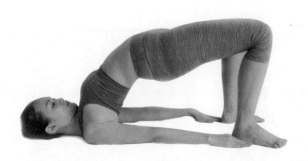

练习方法：

① 仰卧于垫子上，掌心朝下。

② 吸气，屈双膝，手指尖贴地与脚后跟相触碰。

③ 吸气，臀部、腰部、背部向上抬高，保持3~6个呼吸。

④ 呼气，臀部慢慢落地。

⑤ 双腿伸直，调息放松。

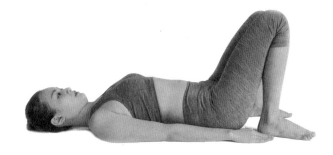

44 **桥式**

禁忌：高血压、心脏病、甲亢患者和月经期不能练习。

功效：① 减少腹部和大腿前侧脂肪。

　　　② 强壮大腿内部肌肉力量。

　　　③ 减少大腿前侧多余脂肪。

　　　④ 增强手臂及手腕力量。

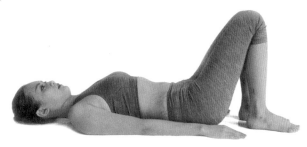

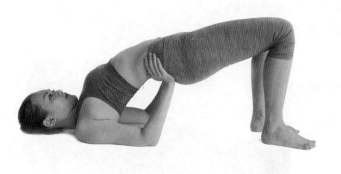

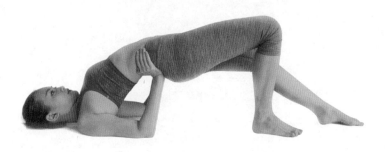

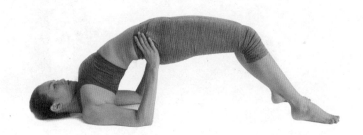

练习方法：

① 仰卧于垫子之上，掌心朝下。

② 屈双膝，手指尖与脚后跟相触碰。

③ 吸气，抬高臀部向上至极限。

④ 双手托住后腰轻轻左右摆动身体，直至掌跟托住后腰。

⑤ 左右脚依次沿着垫面向前滑到前方，使身体形成一个"拱形"。保持3~6个呼吸。

⑥ 呼气，依次收回左右腿。

⑦ 背部、腰部、臀部依次落回垫面。

⑧ 大放松调息。

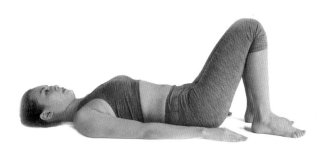

45

鱼式

禁忌：无，适合任何人练习。

功效：① 预防和治疗腰椎间盘突出。

② 治疗胃肠胀气。

③ 提升胸部，保持和塑造完美的体形。

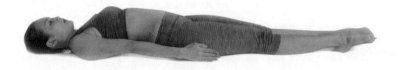

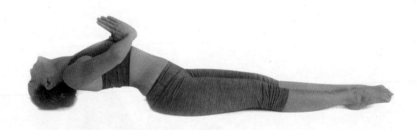

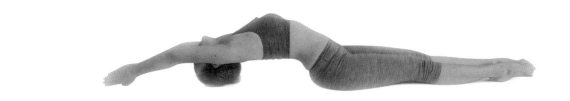

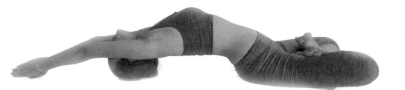

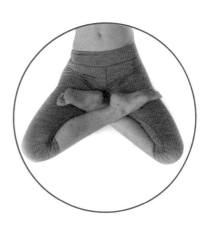

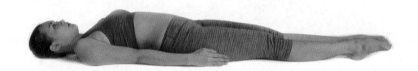

练习方法：

① 仰卧于垫子之上，双手掌心轻贴大腿外侧。

② 吸气，背部离地，抬头下巴向上，直至头顶百会穴触地。绷直脚尖向前踩地。

③ 呼气，双手合掌放于胸部上方。吸气，双手沿着胸部、眉心向上延伸过头顶。指尖轻触地（加强版：吸气，双腿并拢绷脚尖向上抬起）。

④ 呼气，收回手肘在胸前端平。再次呼气，松开双手贴与大腿两侧垫面。控制臀部慢慢落于垫面。

⑤ 大放松调息。

46

下半身摇摆式

禁忌：无，适合任何人练习。

功效：① 按摩内脏，增强内脏自我修复功能。

　　　② 按摩脊柱，增强脊柱的灵活性。

　　　③ 减少腰部、背部多余脂肪。

　　　④ 促进肠道蠕动功能，预防和治疗便秘。

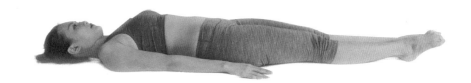

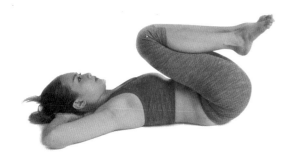

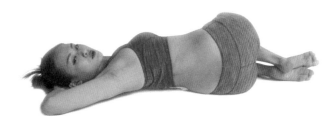

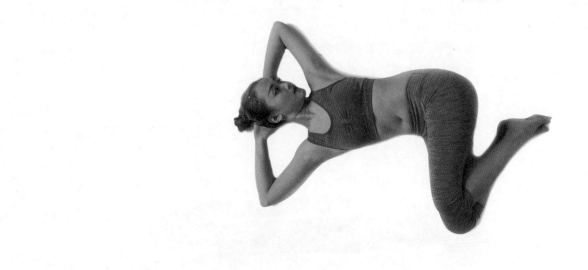

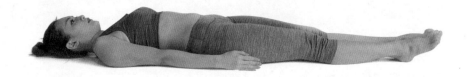

练习方法：

① 仰卧于垫子之上，双手掌重叠放于后脑勺后。

② 吸气，屈双膝，大腿前侧尽量贴向腹部。

③ 呼气，双膝盖带动下半身转向左侧。头部转向右侧，眼睛看右手方向。右肩膀尽量下压。

④ 吸气，双膝盖带动下半身复原。

⑤ 呼气，双膝盖带动下半身转向右侧。头部转向左侧，眼睛看左手方向。左肩膀尽量下压（跟随呼吸频率做3组）。

⑥ 吸气，双膝盖带动下半身复原。

⑦ 呼气，松开双手，双腿向前伸直。大放松调息。

47　婴儿式

禁忌：无，适合任何人练习。

功效：① 挤压内脏器官，修复内脏器官功能。

　　　② 减轻内脏淤血状态。

　　　③ 拉伸脊柱，按摩脊柱。

　　　④ 减少腹部多余脂肪。

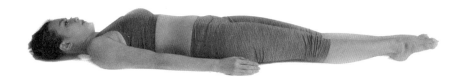

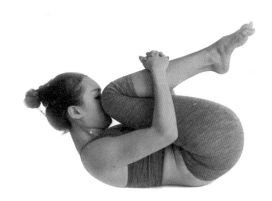

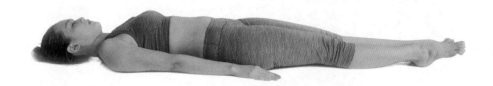

练习方法：

① 仰卧于垫子之上。

② 吸气，屈双膝向上抬高，大腿前侧去贴近腹部。双手交握抱住小腿外侧。

③ 吸气，头部、背部向上抬起，鼻尖或前额去寻找膝盖。保持3~5个呼吸。

④ 呼气，松开双手，双脚掌落地。双腿向前伸直。

⑤ 大放松调息。

48 犁式

禁忌：高血压、心脏病、甲亢患者和月经期不能练习。

功效：① 全身性的减肥动作，特别是针对腹部。

② 防止内脏下垂。

③ 减轻内脏淤血状态。

④ 刺激头面部血液循环，改善肤色。

⑤ 镇定脑部神经，防止脱发。

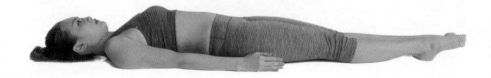

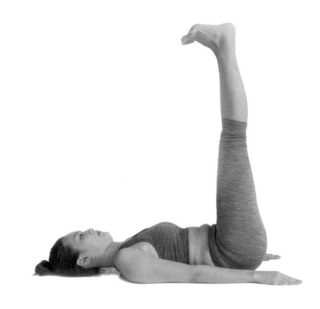

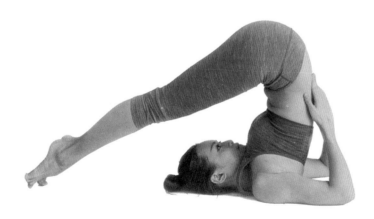

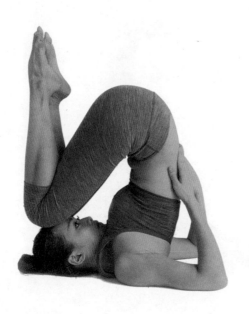

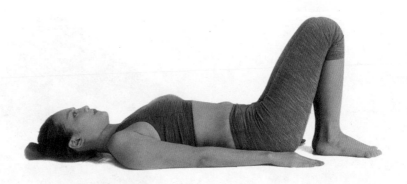

练习方法：

① 仰卧于垫子之上，双腿并拢收紧，吸气时向上抬高，与身体成90°直角，呼气，慢慢放下（重复3~6组热身动作）。

② 吸气，双腿收紧向上抬高，与身体成直角，掌心在臀部两侧贴地。

③ 吸气，用一点点身体惯性让双腿继续向上，向后抬起。双手松开去托住后腰处（双手肘尽量内收）。

④ 呼气，双手掌心慢慢推动后腰向后，直至脚尖触地。

⑤ 微微收手肘，双手掌跟贴实后腰，保持3~6个呼吸（加强版可以转肩倒立体式）。

⑥ 呼气，曲双膝盖，膝关节贴向前额，松开双手掌心贴地，肩部、背部、臀部慢慢着地，双腿向前伸直。

⑦ 大放松调息。

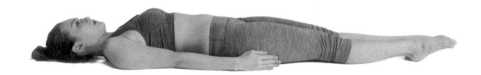

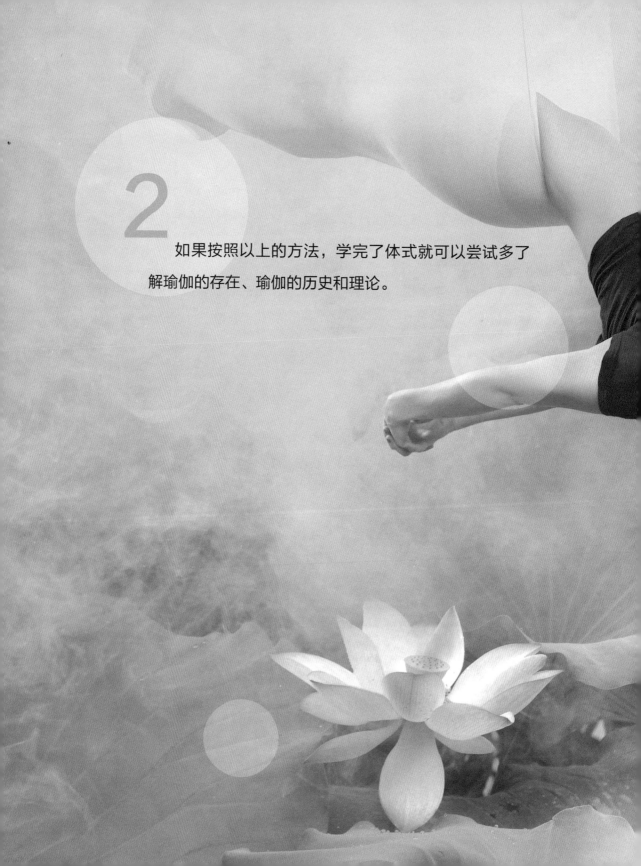

2

如果按照以上的方法，学完了体式就可以尝试多了解瑜伽的存在、瑜伽的历史和理论。

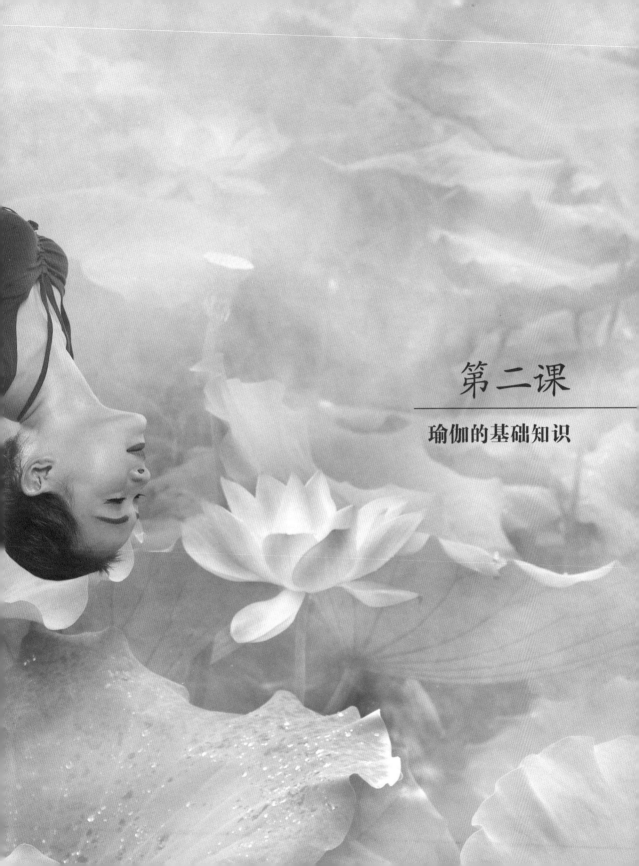

第二课

瑜伽的基础知识

一、瑜伽的含义

"瑜伽"梵文（YOGA）的译音。意思是和谐、统一、联结、相应、对位、结合。比如，个体生命的身、心、灵的和谐；人与人之间关系的和谐；人与社会的和谐；人与自然的和谐；人、社会与自然的和谐；也有著作解释为"克服"或"自我克服"（自持、自制）之义。《瑜伽经》中，"瑜伽"被引申为"集中使之升华""联系使之统一"，以及"相应使用之神通"等意思。

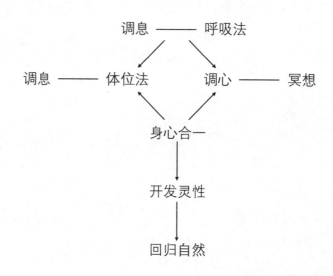

5000年以前，瑜伽的修行者在印度喜马拉雅山麓地带的原始森林中修行，发现与浩瀚的宇宙及大自然相比之下"我"是多么渺小。他们审视着自己内心拥有的痛苦，同时也在沉思着：这些痛苦是如何产生的？如何做才能消除这些痛苦，使自己获得安宁？

他们在冥想中意识到（冥想的起源）：人心总是向外的，由于感官（眼、耳、鼻、舌、身）常受外界的刺激，每次受到外界的刺激心就会为之动摇，因此人心常常烦乱不安。他们发现，人们可以把浮躁不安的心与真实的自我联结在一起。当本来的自我，在与宇宙的根本存在有浑然一体（天人合一）的感觉时，这颗心就能获得永恒的安宁。

体位法和呼吸法的起源：瑜伽修行者在森林修炼身心时，他们发现各种动物患病时能不经任何治疗而自然痊愈。因此，他们学习模仿各种动物的姿势，产生了被他们锻炼身体的"体位法"，将此种紧张以及松弛的方法运用于人体时，竟然也有意想不到的效果。从瑜伽哲学理解，"气"为宇宙自然万事万物化生的根本，身为小宇宙的"气"与大自然的

"气"如果不和谐，就会产生疾病。他们发现："能控制呼吸，就能控制生命"。为调整烦乱浮动的气，因而产生了"呼吸法"。于是，这个一向为感觉所驱，一直成为感官之奴隶，已失去本来面目，烦恼不堪的自我，便知道通过控制感觉，可以找到真实的自我。

人与宇宙应该是统一的，不是人与宇宙的形状相似，而是他们的本质上的融合。宇宙是浩瀚的，物质不灭能量守恒，在空间上无边无际，在时间上无始无终，它化生万事万物既变化无穷又浑然一体。它的本质是广阔、包容、创造、协调。而这些本质缩影到人身上，便是胸怀宽广，忘我无私，朝气蓬勃，助人为乐（真我应有的品质）。当找到真实的自我的时候，这些品质自然而然地显现出来。

二、瑜伽的历史

"瑜伽起源于古印度，是印度各宗教哲学派别共同采用的修持方法。印度各宗教哲学派别都在自己的修持实践中吸收和发展了瑜伽修持的理论与实践。

印度瑜伽的历史大致可以划分为几个时期：

1. 从远古开始，到公元前五六世纪止，为原始瑜伽时期。

2. 从公元前五六世纪，到公元前二世纪左右《薄伽梵歌》形成止，为初级瑜伽时期。

3. 从公元前二世纪《瑜伽经》流行，到公元十二十三世纪止，为古典瑜伽时期。

4. 从公元十二十三世纪"哈他瑜伽"形成，从十九世纪初到现在，为近代瑜伽时期。

三、瑜伽的流派

1. JNANA YOGA (智慧瑜伽)：热心于研究工作，用其天赋智慧，探求人生的哲理。

2. HATHA YOGA (哈他瑜伽)：包括ASANA（体位法）和TPRANAYAMS(呼吸法)，为追求身心健康的瑜伽科学。哈他瑜伽或译为"日月瑜伽""阴阳瑜伽"和"健美瑜伽"。为世界最普及的健康美容法，被广泛应用。

3. KARMA YOGA（行动瑜伽）：包括PRATYAHARA，或译为劳动瑜伽。以服务社会，不计成果，在为民众服务中得到快乐。

4. RAJA YOGA（冥想瑜伽）：包括DHARANA、DHYANA及SAMAEI,为精神集中及静坐的瑜伽科学。

5. BHAHTI YOGA（拜神瑜伽）：不拘何种宗教，有皈依仰慕神主之意义。

6. KUNDALINI YOGA(昆达利尼瑜伽)：以炼气为主，当全身气脉贯通，无论是肉体健康、精神健康都会达到天人合一的境界。

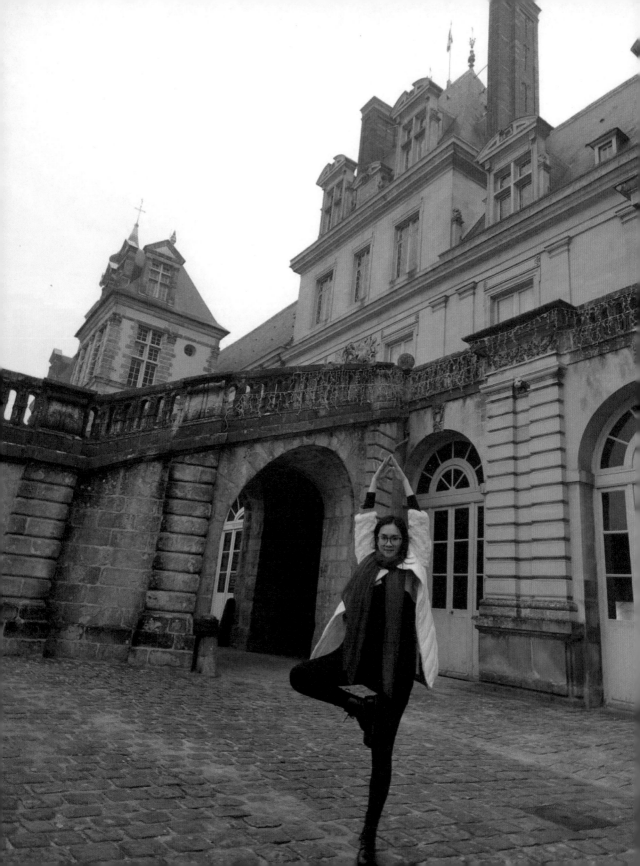

四、练习瑜伽的八个阶段

瑜伽的八支分法:

第一、二阶段:心理平衡的控制法——"禁"与"劝戒"。

禁:1. 非暴力、不杀生

2. 诚实、正直

3. 不盗

4. 梵行

5. 不贪

劝戒:1. 清净

2. 知足

3. 不贪

4. 诵读(自我学习)

第三阶段:体位法——解剖学上的控制法。

第四阶段:呼吸法——生理上的控制法(调息)。

第五阶段:感官控制法——冥想的制感,一直向外活动的心使它们朝向心灵内侧(收回你的意识,让你的意识关注自己的身体)。

第六阶段:注意集中法——冥想的凝思,使内心集中于某一点。

第七阶段:冥想——冥想的静虑,扩大精神集中范围,提高禅定境界。

第八阶段:三昧(法悦)——不拘于任何的事,自由自在的切悟境地。

五、瑜伽的健身效果及原则

瑜伽体系的基本原理是身心的净化。练习体位法,可改善血液环境,祛除体内废物。通过正常饮食清净身心与道德行为,克服坏毛病、不良习惯与恶劣环境,可使人脱离消极、颓废状态。

六、瑜伽的健身效果

1. 矫正脊柱 强化内脏

2. 调节内分泌 延缓衰老

3. 消除紧张 调试身心

4. 开发潜能 增强记忆

七、瑜伽的美容效果

1. 美肤

2. 美姿

3. 减肥

4. 塑身

八、瑜伽的医疗效果

瑜伽着眼于整体的调理，提高人的自愈能力，使全身各个部位得到康复。如：高血压、心脏病、肥胖症、糖尿病、神经症、失眠、便秘、肩周炎、头痛、坐骨神经痛、神经衰弱、痛经、胃下垂等。

九、练习瑜伽的原则

量力而行

适可而止

循序渐进

持之以恒

十、练习瑜伽的注意事项

1. 缓慢完成动作 在自己的极限范围内缓慢地完成动作，阻止肌肉拉伤，遵守（S、Z、S）的原则。（S、Z、S）就是指 Safety Zone Stretch (在安全的范围内伸展)的缩写。

2. 必须配合呼吸 因为肌肉有呼气时松弛、吸气时紧张的特质，需配合呼吸进行练习。脊柱弯曲扭转时呼气。脊柱伸展及复原时吸气；或按照"收手为呼、出手为吸；上提为吸、下降为呼；开为吸、合为呼"的原则。

3. 必须意识内守 练习时注意力集中、内守，用心去体会身体伸展时产生的感觉，这样才能达到身体和精神的放松，避免练习中拉伤。完成每个姿势时需静止不动，以此姿势做调息（一呼一吸为"息"5次以上）。把内心的安详安全表露于外，尽量做到神、形、息的和谐统一（当你注意力集中，身体就会放松，肌腱会打开，要用意识和自己的肌腱沟通。这里建议阅读张德芬的《遇见未知的自己》）。

4. 在空腹时练习 进餐后须待胃部排空方可进行（练习前30分钟不进餐）。因为练习瑜伽时，交感神经兴奋，身体的血液集中在局部肌肉或器官上，以适应运动所需，因此，减少了输送到消化系统的血液将影响对食物的消化和吸收。身体虚弱者或者有饥饿感者，可在练习前一小时，进食少量容易消化的食物，如牛奶、酸奶、蜂蜜、果汁等。

5. **穿着轻松的有弹性的衣服** 手表、眼睛、饰品等应取下，减少外在束缚，最好赤脚练习。

6. **建议每周保持2~3次正规的训练** 最好坚持每天练习，可一次完成，也可以分段练习。每个动作可练习3~5遍，中间须做放松调息。

7. **不要边做边聊天**

8. **练习过后避免立刻沐浴** 瑜伽练习后皮肤的毛孔随之打开，身体感觉变得特别敏感，忽冷忽热的刺激是不适合的。

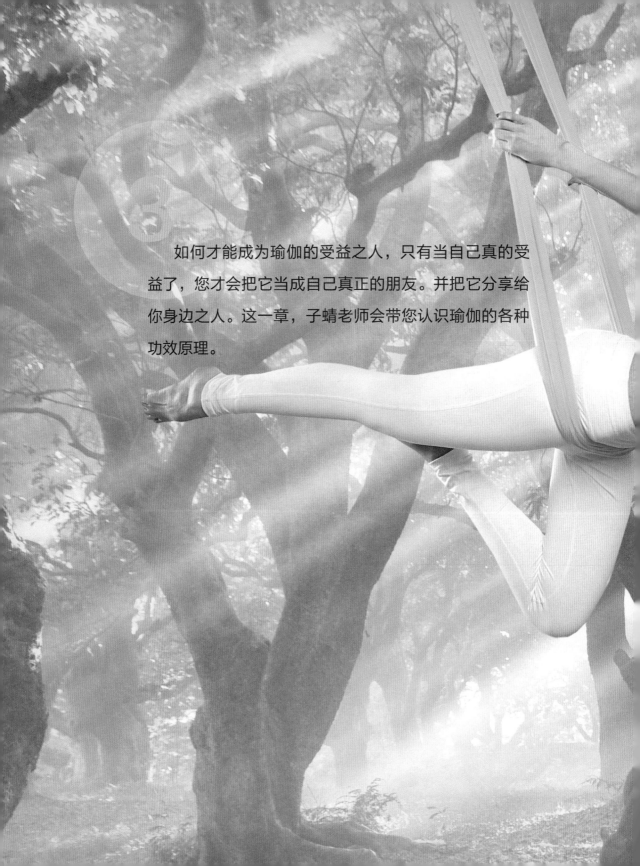

如何才能成为瑜伽的受益之人，只有当自己真的受益了，您才会把它当成自己真正的朋友。并把它分享给你身边之人。这一章，子蜻老师会带您认识瑜伽的各种功效原理。

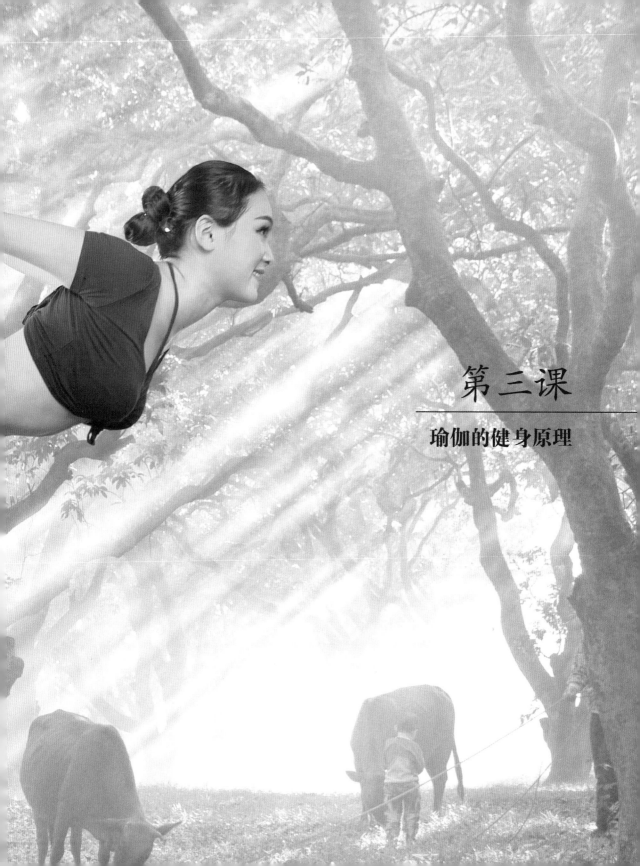

第三课

瑜伽的健身原理

现代人的生活节奏快、精神压力大，加上运动不足、环境的污染等因素，许多人出现亚健康状态。

一、看看现代疾病的三种常态

当代整体医学论学者们首先提出疾病的3种状态：第一种是dislasl，即患者机体出现生理的或者心理的功能紊乱；第二种是illness，即患者具有功能紊乱的精神意识状态，就是主观上感到各种不适，包括疼痛，却不一定有客观的体征，如：神经功能紊乱及神经衰弱；第三种是sickness，即患者涉及社会功能失调状态，它影响个人与其他人们之间的关系。

二、瑜伽的健身特点

瑜伽着眼于整体的调理，练习瑜伽不仅能使身体健康，而且能缓解精神的不安宁和情绪紊乱，以保证健全的精神和积极旺盛的生命力。

三、瑜伽健身的目的

从生理角度说，就是为了平衡人体自主神经系统和内分泌系统。

从心理学的意义来说，就是为了心神平静，提高开发直观的能力，养成一如既往充满希望的健身精神。

四、图解瑜伽的健身原理

1. 瑜伽健身的原理

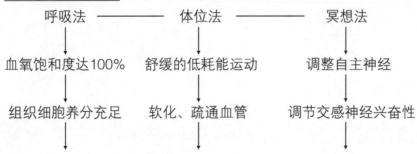

呼吸法 ——————— 体位法 ——————— 冥想法

血氧饱和度达100%　　舒缓的低耗能运动　　调整自主神经

组织细胞养分充足　　软化、疏通血管　　调节交感神经兴奋性

增强身体抵抗力　　　减轻心脏负担　　　　　新陈代谢减慢
　　　　　　　　　　防止内脏下垂
　　　　　　　　　　强化内脏功能
　　　　　　　　　　　　↓
　　　　　　　　　　　身体健康

五、瑜伽之树

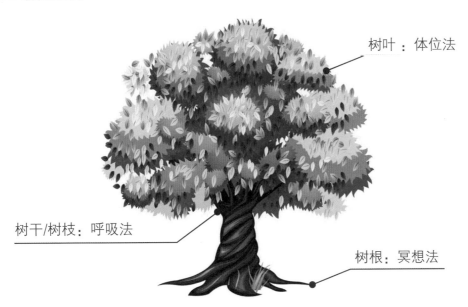

树叶：体位法

树干/树枝：呼吸法

树根：冥想法

六、细讲瑜伽的三个层面

1. 第一层面：体位法

树叶：体位法（调身），让身体变健康的方法。瑜伽最基础的层面。

人体有阳性及阴性调控系统，分别调控生命的两个层面。分别为：意识（精神）及身体（物质）。

同时还有一个能量系统，即灵性调控系统。主要分为：瑜伽三脉与瑜伽七轮。

细讲瑜伽三脉与七轮对神经、内分泌系统的调节作用：

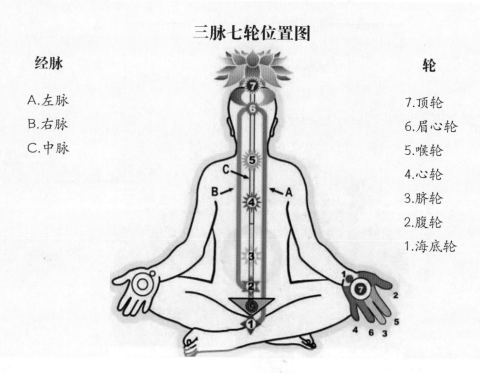

三脉七轮位置图

经脉

A.左脉

B.右脉

C.中脉

轮

7.顶轮

6.眉心轮

5.喉轮

4.心轮

3.脐轮

2.腹轮

1.海底轮

　　三脉：左脉、右脉及中脉相。与现代医学的自主神经系统相应，左右二脉与交感神经有关，中脉与副交感神经有关（人的自主神经可分为交感神经和副交感神经两部分，它们支配共同的内脏器官，而作用的结果却是互相拮抗的）。

　　七个能量中心：至下而上包括海底轮、腹轮、脐轮、心轮、喉轮、眉心轮、顶轮；这些轮穴梵文为：CHAKRA，由生命能量的转动所形成。它们位于人体脊柱上的各神经丛，分别掌管人体的身心活动。

◎ 海底轮
　　它是位于人体中最低部位的轮穴，在脊柱的末梢，即处于会阴穴处，在此是指人体中介于肛门和生殖器之间的主要部位。Kundalini瑜伽体系中所说的kundalini蛇就是这能量的象征，它像是冬眠一样沉睡于此，如同被压扁的弹簧，一旦接触压迫，便能释放出至高无上的巨大能量，它是土元素，与鼻子、嗅觉相关。

◎ 腹轮

位于中脉上，在生殖器官的区域，4个荷花瓣表示，代表性腺、下腹部和肾脏。它是水元素。6个荷花瓣表示。主要功能与消化、性能力、与净化有关，其能量可以增强人的创造力、精神的觉醒，自重自爱和综合能力。

◎ 脐轮

位于中脉在肚脐部位，对应腹腔神经丛，是火元素，由10个荷花瓣表示。胰腺、肾上腺。

肾、胆囊和神经系统与其有关。它能够刺激神经系统的交感神经，激发肌肉的活力，它还能调节快乐、悲伤、幸福和兴奋等情绪。

◎ 心轮

它是从下向上数的第四个轮穴，位于中脉在心脏的位置，是气元素。与人体的呼吸运动和心脏的血液循环相关。密切影响这我们的激情和同情心。用12个荷花瓣表示。打开这个轮穴有助于消除恐惧，使我们更富于同情心，感到自己与周围一切人事都息息相关。

◎ 喉轮

位于中脉在咽喉的底部，对应咽喉神经丛位于咽喉与声带对应的地方。由16个荷花瓣表示，因为这里有16种能量在运转，与甲状腺和甲状旁腺有关。

◎ 眉心轮

同时也被称为第三只眼睛。在中脉上对应两眉中心。有两个荷花瓣，刺激小脑和中枢神经系统。它是我们智力和直觉的中心，第三只眼睛帮助人观察周围所有的环境，并能运用智慧控制和指引生命力能量。它的主要功能是认知，直接关系着人的智慧和大脑意识。

◎ 顶轮

顶轮时位于头顶的最高轮穴。与松果体腺对应，可以用有1000个花瓣的荷花表示他。这表示着达到激发悟道的数不清的途径。这是kundalini之力达到至高无上的精神的中心位置，潜在的能量通过中脉到达顶轮，练瑜伽者的意识就能达到极大。

每个轮穴与身体的重要内分泌腺及脏器有联系：相应的内脏器官有心、肺、肝、脾、肾脏；内分泌腺包括松果体、脑垂体、甲状腺、甲状旁腺、扁桃体、唾液腺、胸腺、胰腺、肾上腺、性腺（卵巢、睾丸）等。

总结：体位法是通过站、坐、跪、卧、倒立等姿势弯曲、伸展、扭转身体各部位、对脊柱、肌肉、内脏器官起到自我按摩及牵引的作用。可调节神经及内分泌系统，达到保健、消脂、塑身、美容、治疗等功效。瑜伽的每一个体式都是经过连绵的动作缓慢完成，是一种节能的有氧运动。同时，由于身体的血液循环加速，促进多余的脂肪分解转化为能量，体内糖分分解减少，练习后没有明显的饥饿感，食量自然减少和饮食变得清淡，有利于减肥和养生。

瑜伽的体位法主要是围绕着脊柱进行运动的。记住是人体的中心柱，大脑发出的运动神经、感觉神经和支配内脏器官的自主神经都由此通过。印度的哲学家奥修指出："一切都取决于你的脊柱，如果你的脊柱充满活力，你便会有聪明的头脑。如果你的脊柱呆滞了、死了，那么你的头脑将变得愚钝。"由此联想到颈椎的畸形或病变可影响大脑的供血，出现头晕、头痛、健忘、肢体麻木，甚至痴呆等。瑜伽体位法就是围绕着脊柱运动，从而到达身体健康的。瑜伽体位法是练习高级冥想的初级阶段。

2. 第二层面：呼吸法

树枝/树干：呼吸法（调息），让人变得长寿的方法，修炼瑜伽的第二层面。

瑜伽中的呼吸法即对呼吸的调整和控制。是所有从事瑜伽修持的人必备的功课。生命呼吸间，瞬间即世界！呼吸是我们生命最基本的表现。东、西方医学以及养生学及宗教中的共同点：认为呼吸不但与生命有关，与精神世界和人体内在潜能也有密切关系。

呼吸的频率决定寿命的长短：

古代瑜伽教义书说："一个人出生前，呼吸的总次数就被限定死了，呼吸的次数代表生命的长短。短而快的呼吸比慢而长的呼吸消耗快，就会较早用完总额度，生命会因此变短。"许多教义都包含了这个意思，缓慢的深呼吸能使身心和心灵放松，对身心健康有明显的裨益。

瑜伽中的呼吸

瑜伽完全式呼吸是采用胸式呼吸和腹式呼吸结合的呼吸。也有称之为：横膈膜呼吸法。

吸气时，横膈膜下降。交感神经为主导，肌肉紧张，血管和腺体都收缩。
呼气时，横膈膜上升。副交感神经为主导，肌肉放松，使血管和腺体舒张。

完全式呼吸对身体的三大功效

（1）充分地吸收氧气，供应大脑及身体各重要器官的需要。
（2）将二氧化碳呼出体外，清除体内酸性物质及毒素，净化血液。
（3）横膈膜上下移动，按摩内脏器官，促进内脏的血液循环，增强其功能。

许多歌唱演员运用瑜伽呼吸法训练发音，配合着咽音发音来治疗咽喉疾病，可改善患者声音嘶哑和发音疲劳。同时，心理学专家提倡用深呼吸放松法消除不良的情绪，如：焦虑、抑郁、愤怒等，以达到心平气和。这意味着呼吸与人的心理状态有着很深的关联。心理又影响着生理，所以说瑜伽中的调息是身心的调适；是瑜伽修持的一个预备阶段；也是控制精神的一种手段。

3. 第三层面：冥想法

树根：冥想法（调心），让人变得快乐的方法，修炼瑜伽的第三层面（最高层面）。

冥想是什么？

冥想是一种意识状态，是精神生活的基本功。对脑力劳动者和工作紧张的人，可降低大脑的消耗。冥想时，人的过度思虑会镇静下来，并转向内在，就好像充电一样，恢复体能和耐力，提高精神力量，改善集中意志的能力，可带来清晰的思维以及平和的内在世界。

冥想是一种思维方式，持续的一种专注力。冥想即高度的警觉，亦有深入一层感觉之意，是瑜伽调心的方法。正确思考慈、悲、喜、舍之感情，可使心灵保持清澈，不为外物所役，而将思想、感觉驰骋于更深一层的无意识世界。

张紫阳大师说："静坐时，眼不视而魂在肝；耳不闻而精在肾；鼻不嗅而魄在肺；舌不声而神在心；四肢不动而意在脾。静极则元气充于五脏六腑。损者补之，虚者益之，以此内脏功能自然健全，不再虚弱。"

可以这样理解"冥想"，想象一个湖，湖面平静则清澈见底；湖面动荡、波涛汹涌，那什么也看不到了。思维也是如此，只有当思维平静时，你才能看到和感受到内在的平和。

内心的烦恼和痛苦从何而来？

内心的痛苦是如何产生的？如何做才能消除这些痛苦，使自己获得安宁？5000年以前，印度的瑜伽修行者在冥想中就意识到：人心总是向外的，由于感官受到外界的刺激，每次受外界刺激心就为之动摇，因此人心常紊乱不安。

现在我们来看看人的表象系统（感官）：

表象系统（感官）	感元	次感元
眼	视觉	烛光、画像、风景……
耳	听觉	音乐、大自然的声音……
鼻	嗅觉	香薰、吸烟……
舌	味觉	品茶、美食……
身	触觉	按摩、水疗、体位法……
意	情绪	愉快、感恩、爱……

五官与自我、小我之间的关系

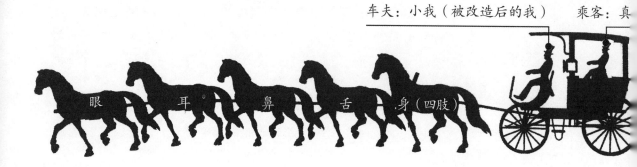

车夫：小我（被改造后的我）　　乘客：真

眼　　耳　　鼻　　舌　　身（四肢）

119

总结：由上图可见，5匹马牵着车夫向前行走，亦可理解成：五官影响自我（小我）的前进方向（心理思维的去向）。而最终，马车需要到达的目的地却是乘客需要到达的方向。故我们不能让5匹马主导着车夫的行走方向，而车夫和乘客被5匹马所控制，这样永远无法去到乘客想要到达的地方。反之，我们需要乘客（真实的自我/内心）发令控制车夫（自我/躯体），车夫控制5匹马的去向。这样才能到达乘客内心想去的地方。我们需要找准主与宾的关系。冥想法，会带我们走入内心，寻找到真我。即：从乘客的需求出发。

　　瑜伽的冥想法以创造经常的平静心（顺其自然的心）及静寂境（称入定），清除潜意识里的垃圾，把消极的、负面的情绪消灭在潜意识层面，使人从意识到行为更加健康和完美。所以，曾有西方心理学家认为"瑜伽是变态心理的抑制剂"，把瑜伽作为心灵治疗和美容手段。

冥想法的原理是什么？

狭义理解冥想：

注意力集中 $\longrightarrow$ 身心灵得到放松 $\longrightarrow$ 觉知（心身的过程）

广义理解冥想：

自我暗示自信 $\longrightarrow$ 心境变得乐观 $\longrightarrow$ 成功（生活程序）

冥想与心境、心灵、呼吸、身体之间的关系：

	狭义		广义	
本体意识	观空（心境放空）	自在	心境和谐	任运自然
心灵	观心（平常心）	喜悦	情绪感觉	轻松愉悦
意识	观气（呼吸顺畅）	畅达	思维意识	不着偏见
身体	观身（放松身体）	放松	行为举止	不着陋习

看看他们之间的联系：

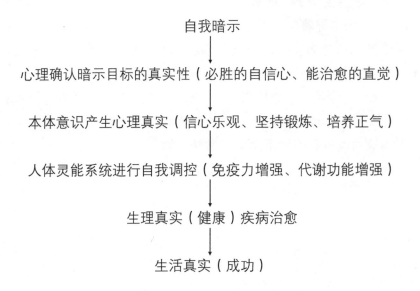

自我暗示

心理确认暗示目标的真实性（必胜的自信心、能治愈的直觉）

本体意识产生心理真实（信心乐观、坚持锻炼、培养正气）

人体灵能系统进行自我调控（免疫力增强、代谢功能增强）

生理真实（健康）疾病治愈

生活真实（成功）

冥想法是开发大脑的最好工具

首先，看看为什么"男人来自火星""女人来自水星"。

左脑的掌控范围：逻辑、数学、直线、细节、语言、词汇、控制、顺序、积极、善于交际、支配、聪明、分析、条理、阅读、书写、称呼、回忆名字……

右脑的掌控范围：图形、象征、直觉、创造、音乐、情感、跳跃、构图、梦想、同时、发散思维、系统思维、回忆面孔……

男人：侧重点在左半球。表现出逻辑性、分析性、技术性和数学的思维方式，在行动上体现出其管理才干、遵循守旧、控制检查、组织策划和周密计划的能力。

女人：侧重点在右半球。思维方式突出表现在规划设计、想象力丰富、完整性、综合能力和艺术才华等方面。在行动中更易于感情用事，喜好音乐，善于言表，精神世界丰富。

总结：冥想时，生理分泌大量的内啡肽（抗疲劳因子），能够保持心态的年轻和愉悦。让脑电波回到自然状态。产生大量的α波（半清醒的状态），作用于大脑中枢，对身体是最大的放松。同时，能改善大脑，保持脑细胞活力，挖掘身体内的觉知，开发左右脑内在的潜意识。

现代科学证实冥想后人体的变化

1. 冥想后，生理、生化方面的变化

（1）日本著名医学博士春山茂雄从大量临床实践中证实，进行利导思维的人，脑高级神经中枢某些神经介质的分泌增多，如内啡肽等物质，不仅能改善大脑，保持脑细胞活力，而且能使人产生心情愉快的感觉，增强免疫功能，防止衰老。

（2）1997年日本东京都府立医科大学渡边应博士、河内明宏和鸭井和实医生等，合作进行了瑜伽冥想时脑电波的情况实验，他们发现冥想后脑电图上的α波活动增强，波幅增大，频率减慢，节律稳定，大脑皮质各区域的α波趋向同步化。这反映大脑皮质安静状态的波形，这种主动性内抑制状态有助于大脑功能的调节、恢复和改善，下丘脑—垂体—肾上腺系统会发生一系列效应性改变，从而显示出整体性的影响。

（3）冥想时舌尖抵住上腭，舌根受到刺激，可使唾液分泌增多，唾液不仅有助消化，而且内含一种能抑制癌细胞的过氧化物酶和预防衰老的激素。

（4）人体的氧气消耗量可作为身体能否获得休息的可靠指标。冥想时，心跳每分钟减慢3次，呼吸11次/分（平常16~20次/分），血压降低（收缩压降3mmHg，舒张压降低4.6mmHg），机体代谢降低，大脑及组织器官处于休息中，氧的消耗降低20%（而睡眠仅降低8%）。

（5）冥想的坐姿可充分拉伸髋关节、膝关节、踝关节，减轻由于地心吸引力造成的下肢淤血状态，增加回心血量，使血液集中滋养内脏及脑部身体的重要器官（流入脑部的血量增加25%）。

（6）通过呼吸操作控制自主神经实现对内脏活动的自我调节，使不自主的内脏活动成为主动活动，从而大大增强了人的自我调控和适应各种环境的能力。

（7）经测定，冥想时肌肉及脑神经放松，全身血液流动量增加，各组织器官得到滋养，有利于皮肤的正常新陈代谢。同时，皮肤敏感度提高（皮肤电位比平常高出300倍）。

（8）基因学说：人体基因工程确认基因是人体自身抵抗病毒和自我康复的有力武器。作为第四次医学革命的基因疗法最成功的成果是用于治疗心脏病，在治疗基因性疾病、治疗艾滋病和癌症等方面也取得了一定的进展。既然人类可以将基因用于治疗，那么基因的改变也可以影响人的智力、外貌、性别、体形等。冥想可以产生积极的思维方式，消除负面情绪，调节神经、内分泌系统，从而起到基因自我修复的效果。

2. 冥想后，心理上的变化

（1）宁静。

（2）忍耐（适应及包容能力增强）。

（3）增强记忆力。

（4）提高集中注意力，开发潜能。

（5）增强对别人的理解及同情心。

总而言之，随着人的感觉器官对外界事物的注意，人心总是向外的，冥想时可以把总是向外的心带回家去观察自己，使自己有自知之明。在了解自己、接受自己的同时，不断地优化自己的内环境（心境、心态），让自己更好地去了解别人，接受别人，认识世界，适应社会。

冥想前的准备工作

1. 冥想的四部曲

（1）制感：准备阶段。

（2）凝念：将感觉集中于某一点。

（3）静虑：描绘心相。

（4）三昧：心无旁骛，率直纯真，超然物外的境界。

2. 冥想的地点与环境

室内、户外均可。鸟语花香、空气流通、亲近自然的地方更佳。

3. 冥想的时间与持续

早、中、晚均可。持续10~30分钟，或者30~60分钟。冥想前不要饮酒、咖啡或茶及进食过饱。

4. 冥想的心理准备

保持一种顺应自然的心态。冥想中以德为本，慈善敬爱，忘我无私，清心寡欲，凡事不斤斤计较，有助人为乐，吃亏是福的精神。要心胸豁达，乐观开朗。

5. 冥想的场面与物体准备

培养特殊精神状态，这里指的是：敬畏、尊敬、虔诚的场面，因为场面本身就是一种力量。场面中可使用的物体有：点燃一炷香、一支蜡烛、香薰精油、音乐（大自然的音乐、心灵音乐、禅的音乐等）；凝视一个画面。

6. 冥想的服装与象征

宽松、舒适、保暖。胸前戴的饰物：宝石、青石、琥珀、十字架、甲虫宝石等灵性配件。

7.冥想的姿势和手势

可以坐在一张硬的靠背椅子上，或者采取莲花坐、至善坐、简易坐均可。手势：瑜伽、基督、佛教的手印，均象征着永恒。

8.冥想的原则

做到松（身）、静（心）、自然（呼吸）。

如何进入冥想

瑜伽中的冥想是这样的：

你可以采取舒适的体式（舒适的坐姿、跪姿、莲花坐、平躺仰卧都可以）。播放着轻柔的音乐或者大自然和谐的声音，忽略一切外界影响，收回意识关心自己的身体。把注意力集中在一点。目标可以是呼吸或是身体的某部位（眉心、丹田）。

有意识的把呼吸放慢、加大呼吸的声音。集中注意力去探视你身体能感觉到的呼吸，感受气流刚好在你的嘴唇之上或鼻子底下进出。每次呼吸时，有意识地去注意与空气接触的感觉。当你吸气时，心里对自己说："我感到我在吸气。"当你呼气时，心里对自己说："我感到我在呼气。"集中思想，持续15分钟左右。

接下来是一段我自己总结的冥想套词，可用于瑜伽课当中的放松。日常生活中，如果您能偶然放着轻音乐，用低沉放松的声音诵读，对自己身心的放松和压力缓解、心态调整有很大的帮助。

现在开始做瑜伽放松休息术：平躺仰卧于垫子之上，保持脊柱的挺直。整个身体从头到脚成一条直线，双腿微打开与肩同宽。脚后跟相对，脚趾冲向左右两个方向。双手自然放在身体两侧，掌心朝上。紧闭双眼，去感受呼吸。感受每一次吸气，腹部鼓起。每一次呼气，腹部内收。

也许你感觉到身体很累很疲惫、心情很烦躁，那么，请你停止身体内的一切动作，仅剩下呼吸。用舌尖抵住上腭，告诉自己，我在放松。你必须保持清醒，注意你的一呼一吸。

每次吸气感觉氧气进入到你的身体，让你体会到轻松和喜悦。每次呼气感觉呼出体内所有的废气、浊气。疲劳和烦恼随之全部离开你的身体，请你深深的吸，缓缓的呼。

深深的吸气 呼气时我们发出"OM"的母音，请把这个语音尽量念到与你的呼气一样长。语音在你的双唇、脸部、颈部、和头部回响。让这和平宁静的语音传遍你的整个躯体，请跟我念"OM"——"OM"——"OM"——你必须保持安静，停止思考一切问题，让自己的心慢慢地、完全地静下来。

请你不要睡着，保持清醒。心里默念："我是清醒的，我只是在做放松休息术"。注意听我的声音，跟随我的声音，照我的吩咐做。我将念到你身体的各个部位，请你关心它，并放松它。

首先，从头部开始：头顶百会穴、头皮、发根放松；眉心、前额、后脑勺放松；鼻尖、脸部肌肉、牙关、嘴唇放松；颈部肌腱、喉咙、双耳放松；双肩、背部、胸部放松；手臂、手肘、手腕、手掌心、十个手指头放松；腹部、胯部、所有的内脏器官、会阴放松；臀部、大腿内的所有肌肉、大腿肌腱放松；膝盖窝、小腿、脚踝、脚腕放松；脚背、脚掌心、十个脚趾头放松。

现在你放松的感觉传遍了整个脊柱，感觉脊柱正在放松。你的呼吸变得很慢，很均匀，很顺畅。你感到你的心跳也在放慢，心境很平静。全身每一个部位都放得很松很松。

你是醒着的，没有在睡觉，只是在放松。你感觉整个身体很重很重，不断向下沉。随后又感觉到身体变得很轻很轻，像羽毛一样飘在空中，慢慢飘落到地上。

现在我开始描绘词语图画，每一幅画你都要在心里看它，让你的心从一幅画面转向另外一副画面：

寒冬季节，雪花飞舞，松柏树巍然挺立。
蓝色天空，飘着白云，绿色草地上开满了鲜花。
漫步在森林小路中，一路鸟语花香。
海滩上，无边无际的大海，一轮红日冉冉升起。
日落西沉，余晖下村庄。
小桥，流水，人家。
月夜，明月倒映在平静的湖面上，小舟荡漾。
船上有垂钓的爷爷，看书的孙儿。
暴雨过后，空气清新，天空悬挂着彩虹。
你是你身体的主人，又是旁观者。
看着的的身体躺在地面上，仿佛你是另外一个人在看着他。

深深的吸气，感觉你的全身由头到脚趾全部充满了能量和精力。呼气时，心里默念"OM"，只是心里默念，不要大声地说出来。

现在我们开始动动手指、脚趾、摇动一下脖子。双眼先不要睁开，伸出双手在头顶伸一个懒腰。摩擦双手，用搓热的掌心去按压一下眼部、脸部周围肌肤。

然后慢慢睁开双眼，用你喜欢的方式坐立起来。瑜伽放松休息术练习完毕。

总结：瑜伽的体位法为进入高级冥想的初级阶段，从某种意义上来说，体位法本身也是冥想。瑜伽冥想的目的是：达到至高无上的精神之爱、欢乐、幸福和智慧。

冥想用于治疗的作用

冥想在西方，常常被用于医学中的心理治疗。下面会给大家列举一些被广泛运用的冥想疗愈法：

1.自我调节　可理解为训练自己适应环境的能力，解除心理压力、增强心理耐力。如：瑜伽放松休息术。

2.厌恶疗法　利用条件反射的原理。把需要消除的行为和症状，与某种厌恶性或惩罚性体验结合起来，刺激心理，建立厌恶性的条件反射，从而减少并最终消除需要消除的行为和症状。如：戒烟（嗅觉冥想）、断乳（视觉、味觉冥想）、减肥（嗅觉、视觉冥想）。

3.疏导疗法　咨询、谈心、哭、笑、聊天、运动（心理医生常用的心理治疗法）。

4.精神分析法　也称心理分析法。通过移情分析、自由联想、释梦等方法，深入患者的内心世界发掘患者潜意识中的心理矛盾，揭示疾病的无意识动机，启发患者对自己的价值、能力、缺点等获得重新认识，从而使疾病自然消失，达到治病的目的。

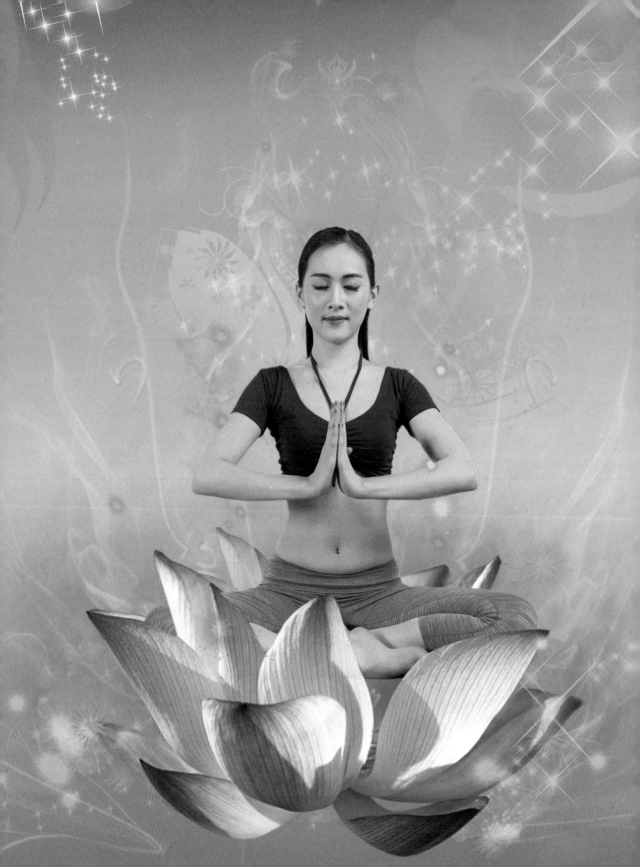

在这里，引入一个小故事分享给大家。此故事来自于印度哲学家奥修的《庄子心解》。

公鸡的故事

在古时候的某一个未知的国家里，有一个王子突然发疯了。国王心急如焚，因为那个王子是他的独子，是该国唯一的继承人。所有的魔术师都被叫去了，所有那些能够创造奇迹的人和医疗人员都被传唤去了，他们尽了一切努力，但是都无效。没有人能帮助那个年轻的王子，他仍然继续发疯。

他发疯的那一天就将身上的衣服全部脱光而变成裸体，然后开始生活在一张大桌子底下，他认为他已经变成一只公鸡。到了最后，国王必须接受那位王子已经变成疯子的事实。他已经永远疯了，所有的专家都宣告治疗失败。但是有一天，那个希望再度燃起。有一个圣人，一个苏菲宗派的神秘者来敲皇宫的门说："给我一个机会来治疗王子。"

但是国王感到怀疑，因为这个人本身看起来就好像发了疯似的，比王子更疯，但是那个神秘家说："只有我能够治愈他，要治愈一个疯子需要一个更疯的疯子。你们那些什么赫赫有名的人，那些能够创造奇迹的人，你们那些医疗专家，他们都失败了，因为他们连疯狂的初步都不知道，他们从来没有走过那条路。"

这听起来似乎合乎逻辑，国王想："反正也如此了，为什么不试试看？"所以他就给了他一个机会。

国王答应说："好，你试试看。"那个神秘家就立刻脱光他的衣服，钻到桌子底下，发出类似公鸡的叫声。

那个王子变得怀疑，他说："你是谁？你以为你在做什么？"

那个老年人说："我是一只公鸡，一只比你更老道的公鸡，你并不算什么，你只不过是一个新手，最多只能算是一个学徒。"

　　那个王子说："如果你也是一只公鸡，那很好，但是你看起来像一个人。"

　　那个老年人说："不要看我的外表，要看我的精神，要看我的灵魂，我就像你一样是一只公鸡。"

　　因此他们两个就成了朋友，他们相互承诺说虽然整个世界都反对他们，他们也要永远生活在一起。

　　经过了几天，有一天那个老年人突然开始穿衣服，他穿上了他的衬衫，那个王子说："你在干什么？你疯了吗？一只公鸡居然试着要穿人的衣服？"

　　那个老年人说："我只是试着要去欺骗这些傻瓜，这些人。记住，即使我穿上衣服也不会有什么改变，我的公鸡本质仍然保持，没有人能够改变它。就只是穿上人的衣服，你就认为我改变了吗？"王子只得让步了。

　　过了几天之后，那个老人说服王子穿上了衣服，因为冬天正在逼近，天气变得寒冷。

　　然后有一天，他突然从皇宫叫来食物，王子变得非常警觉，他说："你这个王八蛋，你在干什么？你要像那些人一样地吃东西吗？我们是鸡，我们必须像鸡一样地吃东西。"

　　那个老人说："就这个公鸡而言，他不会有什么区别，你可以吃任何东西，你可以享受任何东西，你可以像人一样的生活，而仍然忠于你公鸡的本质。"

　　一步一步地，那个老年人说服了王子回到人的世界来，后来他变得完全正常。

　　老人并不是什么魔术师，也不是什么能够创造奇迹的医师。他也不是一个外来者，他曾经走过同样的路，同样的疯狂，经历过同样的事情——同样的悲伤，同样的痛苦，同样的噩梦。任何我所做的，只不过是在说服，说服你走出你的疯狂。

认为自己是一只公鸡，这是疯狂的，认为自己是一个身体，这也是疯狂的，甚至比前者更加疯狂。因为你不属于任何形式。不论那个形式是一只公鸡或者是一个人，那是无关的，你属于无形，你属于整体。所以，不论你认为你是什么样的形式，你都是疯狂的。你是无形的，你不属于任何身体，你不属于任何阶级、任何宗教、任何信念或者任何名字，除非你变成没有形式的，没有名字的，否则你永远都是不健全的。

心智的健全意味着来到那个自然的，来到那个在你里面最终的，来到那个隐藏在你背后的"无"。需要很多努力，因为要去除形式。要抛弃形式非常难，你已经变得非常执着于它，你已经变得非常认同它。

治疗王子，老师只不过用了一种方法：通过一个静心营，说服他走出这个无形——要如何才能够不处于形式里。是你的内心。

5.意念疗法　通过人的主观意志进行积极的思维想象，从疾病造成的不良情绪中解脱出来，充满战胜病魔的信心，保持乐观愉悦的心情，使大脑功能正常，能及时地发布信息指令，调动体内的免疫功能抵抗病菌，体内的T细胞、B细胞、吞噬细胞、自然杀伤细胞等数量增加、活力增强、有效地消灭细菌、病毒及癌细胞。

6.行为疗法　行为治疗专家认为，人类的许多疾病和行为问题是人与环境不协调的结果，是通过条件反射作用"学习得来的"。如系统脱敏法、情绪充斥法、示范法、强化法、惩罚疗法、厌恶疗法等。

7.音乐疗法　我国古代认为"五音"（宫、商、角、徵、羽）通过五行可以调解人的情志和身体功能。现代研究也表明，乐曲的不同演奏和旋律、响度、音调和音色可产生不同的情感效应和机体效应。如欢乐的旋律可加强肌肉张力，振奋精神；柔和的音调、和缓的节奏可平稳呼吸，镇静安神；优美的音色可降低神经紧张，令人轻松愉快（可以深入接触一些音乐疗法的书）。

8.颜色疗法　颜色心理学的研究成果表明，不同色彩引起人们不同感觉，不同的情绪。红色使人情绪兴奋与亢扬，使人受到鼓舞；黄色使人兴高采烈，充满喜悦；绿色使人情绪安定、镇静；蓝色使人心胸开阔；青色给人肃穆、幽静之感；黑色使人产生压抑之感；玫瑰色可使压抑、消沉的情绪亢奋起来；黑色使人烦闷；白色使人感到明快（有兴趣可深入阅读乐嘉的色彩学书籍）。总而言之，颜色对患者人具有刺激、镇静、治疗3种作用。人们可以用颜色装饰环境，如：装修门窗、墙壁、家具、灯光，来增进自己的身心健康

9.气味疗法　香薰。

10.生物反馈疗法　通过自我意念控制和调节全身各部位达到全身放松，对自主神经系统支配的生理功能，如：体温、血压、心率、肠蠕动等，进行自我控制，以达到治疗身心疾病的效果。

11.运动疗法　散步、跳绳、游泳、瑜伽体位法。

12.呼吸调节法　运用特殊的呼吸方法以控制呼吸的频率和深度，从而提提高身体血氧饱和度和增强身体活动能力，改善心理状态，治疗心理疾病或躯体疾病。

13.认知疗法　根据人的认知过程，影响其情绪和行为的理论假设，通过认知和行为技术来改变患者的不良认知，从而矫正不良行为。人的心理疾患并不是刺激直接引起的，而对内外刺激信息的认知评价、信念和想法的失真，才是真正的原因。

14.沉思调节法　沉思练习后,会引起一系列生理和心理功能的变化，如心率和呼吸频率减少，新陈代谢和血压降低等。美国心理学者将瑜伽看成是一种身体沉思（包括力量、平衡、耐力以及注意力集中在内的一种静静的、有节奏的运动），强调人的呼吸和身体的运动同步进行。

15.冲击法（暴露法、满灌法、情绪充斥法）　让患者暴露在各种不同类型的刺激情景之中，使之逐渐耐受并能适应的一类行为疗法。治疗原理是把患者发生恐惧反应的某事物或者刺激在其前面再次呈现、猛烈刺激，而不许其逃避，从而使患者对此事物或刺激的恐惧反应逐渐消退。

16.格式塔疗法（自觉能力训练）　九个原则：

（1）活在当下。

（2）生活在这里。

（3）停止猜想，面向实际。

（4）停止思考，多去感受。

（5）也要接受不愉快的情感。

（6）不要先判断，先发表看法。

（7）不要盲目的崇拜偶像和权威。

（8）我就是我。

（9）要对自己负责，面向实际。

17.暗示疗法　利用语言或者非语言手段，引导患者顺从、被动的接受医生的意见，从而达到某种治疗目的的一种心理治疗方法。用含蓄、间接的方法来迅速影响情绪和行为。用暗示治疗心理疾病时，通常结合应用催眠术。

18.催眠　用催眠技术（视觉及听觉）使患者处于一种特殊的意识状态——催眠状态，然后借助语言暗示或者精神分析，以消除患者病理和躯体障碍的一种心理治疗方法。

19.系统脱敏（交互抑制法）　通过一系列步骤，按照刺激强度由弱到强、由小到大逐渐训练心理承受力、耐受力、增强适应力，从而达到最后对真实体验不产生"过敏"反应，保持身心的正常或接近正常状态。

20.头脑风暴　智力激励法（互相形式）每个人提出自己的见解，但不允许指责别人，也不允许有他人代言，充分调动思维的积极性，参加者畅所欲言，互相启发，互相间取长补短，极大地提高思考效率。

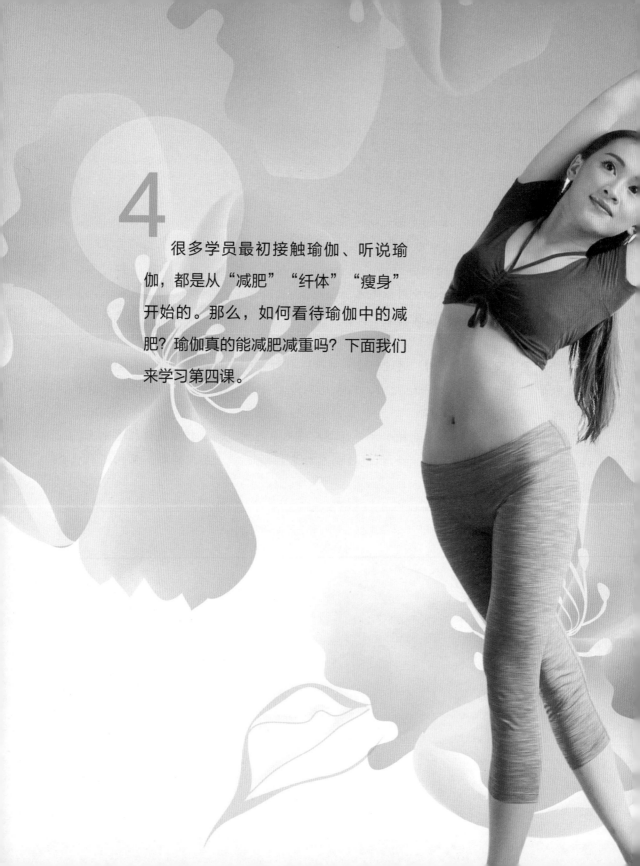

4

很多学员最初接触瑜伽、听说瑜伽，都是从"减肥""纤体""瘦身"开始的。那么，如何看待瑜伽中的减肥？瑜伽真的能减肥减重吗？下面我们来学习第四课。

第四课

瑜伽与纤体减肥之间的关系

大多数现代人从美学的眼光关心自己的体重和身体健康，而医学界已清楚地认识到，肥胖对人类健康和生命造成的威胁，肥胖正成为一个全球性的公共卫生问题。国际肥胖特别工作组（TOTF）指出："肥胖将成为21世纪威胁人类健康和生活满意度的最大敌人。"肥胖可以直接导致：高血压、糖尿病、脑血管病、癌症、胆囊炎等一系列疾病，直接影响人群的病死率。

下面，我们一起来认识一下肥胖：

一、国际肥胖体重指标（CBMA）

体重（kg）÷ [身高 × 身高（m^2）] = 18.5~23.9kg/m^2　正常

< 18.5kg/m^2　　偏低

< 17kg/m^2　　过低

> 24kg/m^2　　超重

> 28kg/m^2　　肥胖

指标过低者：女士容易出现闭经，影响脂溶性物质吸收，引起内分泌失调等。

指标过高者：容易引起高血压、糖尿病、脑血管病、癌症、胆囊炎等一系列疾病。

二、肥胖带来的伤害

1. 肥胖是一种疾病，肥胖者容易出现缺氧。

2. 引起嗜睡（喜欢睡觉）。

3. 给生活造成不便。由于体态臃肿，活动不方便，不美观，许多人容易出现自卑感和负面情绪，如紧张、焦躁、恐惧、缺乏自信等。

三、肥胖的分类

1. 单纯性肥胖　天生的、开朗的、跟遗传基因有关。

（1）营养过剩。

（2）跟肥胖基因有关（瘦素受体基因），此基因可以燃烧脂肪。

（3）与遗传有关。

（4）无病。

2. 病理性肥胖

（1）90%内分泌失衡。

（2）丘脑性肥胖，导致性功能减退。

（3）垂体性肥胖。

（4）甲状腺性肥胖。

（5）肾上腺皮质功能亢进性肥胖。

（6）性功能减退性肥胖。

总结：因为肥胖的病因复杂，疗程漫长，手段多样，属于生理—心理—社会医疗美容系统工程，国际上在减肥瘦身技术上的新趋势强调个体化治疗，包括饮食控制、行为矫正、体育锻炼、生物医学减肥等。

四、造成肥胖的原因有哪些?

曾经有瑜伽研究所对肥胖者治疗的临床经验显示，所有肥胖者都有一些共同的习惯，都有下列共性：

1.惯于饮食过量。

2.经常吃零食。

3.吃得很快，没有充分咀嚼。

4.晚餐过迟且很快睡觉。

5.缺乏体力劳动或不喜欢做运动。

五、肥胖与饮食之间的关系

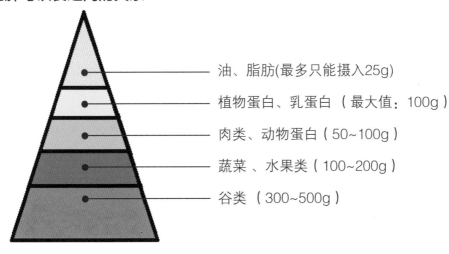

油、脂肪(最多只能摄入25g)

植物蛋白、乳蛋白（最大值：100g）

肉类、动物蛋白（50~100g）

蔬菜、水果类（100~200g）

谷类（300~500g）

人体所需的三大营养物质是蛋白质、脂肪和糖类。糖类提供机体所需的绝大部分热量，脂肪和蛋白质一般不参与供能，只有在机体糖来源不足时，才转化为热量供应消耗。

人体三大供能物质为糖类、脂肪和蛋白质。当人体运动过程中，需要消耗热量，这些热量的来源就是糖类、脂肪和蛋白质的转化。在一次运动过程中，首先参与供能的是糖类，一旦糖类消耗到一定水平，脂肪就会参与进来。随着时间的延长，蛋白质也会参与进来。

与人体身材有关系的是脂肪和蛋白质。脂肪是能量的储存形式之一，蛋白质则是人体组织的主要组成部分。现在大家都追逐着低体脂和高肌肉含量。说得通俗一点就是尽可能减少脂肪的含量，增加蛋白质含量。要到达这个规律，就必须了解三大供能物质之间的转换关系。

造成肥胖的一大原因是：高热量的食物。

接下来我们大致了解一下热量表：

单糖：葡萄糖——生命最重要的能量供应。

1g糖=16720焦耳（4000卡）热量

蛋白质：维护生命最基本的物质。

1g蛋白质=16720焦耳（4000卡）热量

脂肪：能量的储存形式之一。

1g脂肪=37620焦耳（9000卡）热量

瑜伽学中，把食物分成三类：

1. 惰性食物 油炸的、烧烤的、各种调味品、甜点、饮料等。这些食物除了给人带来肥胖之外，容易使人心情郁闷。

2. 变性食品 包括各种含有刺激调味品的食物（不论荤的、素的）。经过食用会造成人的性情刚烈、脾气暴躁、聒噪、好斗而且缺乏耐性。

3. 悦性食物 含少量的味素和调味品烹调而成的新鲜、可口有营养的菜肴（为瑜伽减肥中所推崇）。

六、瑜伽纤体减肥法中，进食的原则

1. 细嚼慢咽。

2. 睡前尽量不吃宵夜。

3. 饭量保持低于需要量（最好是八成）

4. 吃饭时不喝水，饭后半小时才喝。每天喝8~10杯水。

5. 不吃惰性、变性食物。

6. 瑜伽的减食及断食疗法须配合呼吸法、体位法、冥想同时进行较好。

七、瑜伽减肥法

1. 呼吸法减肥　在现代生活中，因紧张或兴奋，呼吸时我们常会感到急促。瑜伽提倡呼吸速度越慢越好。

瑜伽呼吸法减肥的原理：

（1）对大脑皮质和皮质下中枢、自主神经系统以及心血管系统起到良好的调节作用，使控制食欲的脑部（摄食中枢）功能正常化，防止过度摄食。

（2）按摩腹腔器官，实现对内脏活动的自我调节。可增加肠胃蠕动及增强胰脏功能，促进溶解脂肪的消化酵素分泌。

（3）使肌肉放松，加速全身血液循环，有利脂肪分解。

（4）增强腹肌，祛除腹壁脂肪。

2. 体位法减肥　瑜伽的体位法是一种节能的有氧运动。配合着呼吸的韵律围绕脊柱运动，让身体完成各种体式。方法上强调"动静结合"，练习过程中把人的神、形、气（精神、形体、气息）结合起来，外练筋、骨、皮，内养精、气、神。

瑜伽体位法减肥的原理

（1）通过体位法的练习，使脑细胞的电活动得到调整、改善和提高，有利于大脑控制、调整各器官的功能。尤其是对内分泌系统的调节，使减肥效果不但明显而且持久。

（2）通过多肌群的运动，加快新陈代谢，加快血液循环，促进脂肪燃烧，刺激甲状腺素分泌，有效燃烧体内多余的脂肪。达到塑形、美姿。

瑜伽体式法属于静力性运动，与许多竞技性运动有所不同。训练的主要是锻炼到红肌，区别如下表：

静力性运动与竞技性运动的区别

	静力性运动	竞技性运动
	瑜伽	跑步、跳绳、打球……
特征	配合呼吸及意识，缓慢的在自己的能力范围内伸展，达到身心的放松及和谐。	速度及爆发性的竞技运动属于机械的超身体极限的运动。
效果	促进淋巴排毒，祛除"橙样皮"脂肪；主要锻炼红肌，身体四肢均衡发展。	主要锻炼白肌肉，使肌肉发达。
运动后的身心状态	全身舒畅，心态平和，充满能量；睡眠时间减少，睡眠质量提高；饮食清淡，食量逐渐减少。	体力消耗大，肌肉容易疲劳，需长时间睡眠才能恢复体力；食欲增强、食量增大。

红肌与白肌的区别

性质	红肌（慢肌）	白肌（快肌）
运动性质	静力性	动力性
肌原纤维	少（收缩慢）	多（收缩快）
肌红蛋白	多	少
线粒体	多（时相运动的调整）	少（姿势的调整）
大蛋白质	多（占75%潜伏期长反应慢）	少
小蛋白质	少	多
颗粒	多（持续收缩时间长）	少（短时间收缩）

含糖元	少（不易疲劳）	多（易疲劳）
含磷化合物	少（收缩强度大）	多（收缩强度小）
含肌酸	少（兴奋性小）	多（兴奋性大）
含肌酸酐	少（呼吸氧化能力强）	多（呼吸氧化能力弱）
停止运动后	萎缩快	萎缩慢

3. 冥想法减肥　　肥胖属于身心性疾病，由于体态的臃肿、活动不方便、不美观、许多人容易产生自卑感以及负面情绪，如紧张、焦躁、恐惧、缺乏自信等。紧张及焦躁之时，用进食、饮酒或使用镇静剂来使自己平静，不自觉地养成了生活上的坏习惯。瑜伽冥想放松的方法对肥胖者进行心理和生理的调节，使其树立健康的人生观，能较好地了解自己、接受自己并把握自己；对自己生活上的不良习惯、行为有一定的洞察力和自制力。

瑜伽冥想法的减肥原理：

1. 通过冥想，呼吸进入到最低值，可降低到12次/分，类似于"人工冬眠"的状态。

2. 心跳减慢、血压降低。心率、血压下降到正常范围的最低值。

3. 血氧饱和度达100%。

4. 全身的耗氧量降到最低。

5. 大脑及内脏器官进入休息状态。

6. 身体完全放松，能量修复。能量的供给是平时的3倍。

八、盲目减肥给人体带来的伤害

为了追求完美的体形，许多人采取各种各样的方法进行减肥，如：吸烟、不吃早餐、绝食、好氧运动等，最终导致：

1. 女性闭经

2. 诱发胆结石

3. 损害脑细胞

4. 引起骨质疏松

5. 引起脱发

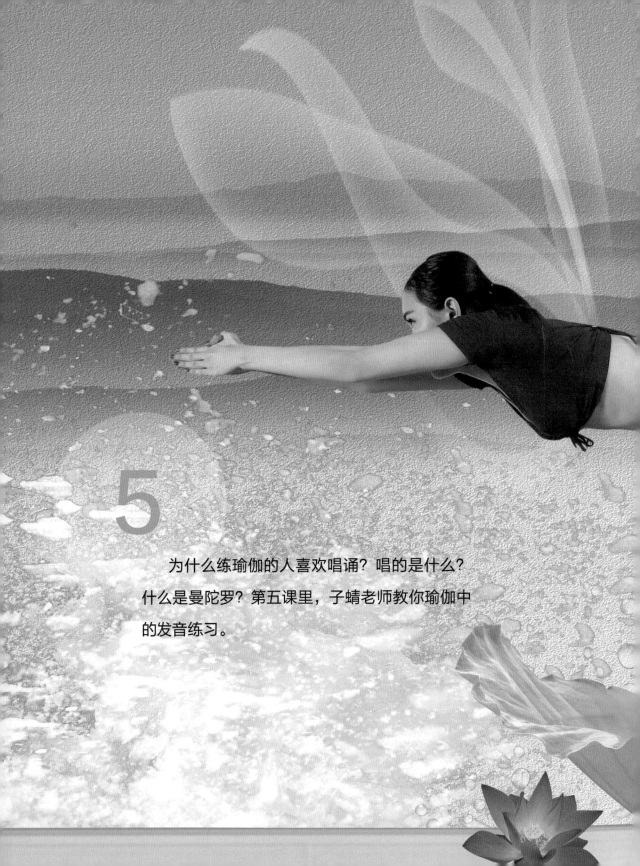

5

为什么练瑜伽的人喜欢唱诵？唱的是什么？
什么是曼陀罗？第五课里，子靖老师教你瑜伽中
的发音练习。

第五课

瑜伽中的发音练习

一、祈祷与唱诵

祈祷唱诵（Player，Mantran）：在练习开始和结束前，以表达对神和瑜伽之父帕坦加利的敬意。

1. OM 三次

"OM"是我们在每次练习或老师上课之前和结束之后都要唱诵3次的音符，据说这是大地呼吸时发出的声音，也是我们这个世界中万物声音的集合，即：世界的原音，是具有能量的特殊发音。自地球产生时就同时存在了，所以"OM"没有起源。几千年来，人们把整个宇宙因持续不断的扩展、收缩、周期性的运动所发出的嗡嗡的声音都用"OM"这个字来描述和形容它。因此，OM的声音可以提醒自己是怎样与他人和整个宇宙进行友善交流的。

2. "OM"发音方法

平缓呼吸1分钟之后，深吸一口气，接着在吐气同时发出"OM"的声音，其中O的发音时间短，M的发音时间长，即："OOOMMMMMMMM"。

在OM之后的静默时间里，用自己的心随着呼吸的进出流动去体会"OM"发音后在身体内的震荡，这种震荡是由近到远、由强到弱。在这个美妙的过程中，会把你融入到整个宇宙中，同时使自己的内心异常的平静。同时，在发音过程中，让自己的注意力由近到远、由重到轻集中在OM发音的音节上，通过身体的听觉来提高自己的专注力，同时，在唱诵过程中，会增加自身的能量，净化心灵，提高自己的专注力。

二、瑜伽中，语音唱诵的意义

语音唱诵常常用于瑜伽的冥想法当中，也称为：语音冥想。大多数运用于瑜伽课中最初的静心部分。

一个人无须练习任何派别的瑜伽冥想预备功或瑜伽冥想功法，而只凭着经常修炼瑜伽语音冥想，就可以从瑜伽冥想的初级阶段到达最高阶段(入定)。

这里补充一下在瑜伽八支分法当中，对于冥想术的三个阶段的解释：

1. 第一阶段：执持

冥想者的心总是倾向于从冥想注意的对象事物上游离出去（因为人心是向外的）。

2. 第二阶段：禅

冥想者的心专注一点地保持在冥想对象上（专注力集中的状态）。

3. 第三阶段：入定

冥想者的心专一点状态的最高的完美境界（心无杂念的状态）。

无论是在培训的课程，还是普通会员课程，瑜伽课程的第一部分就是唱诵。

许多人把唱诵当成一种技能，掌握了多少唱诵词，成为学习唱诵的目的和炫耀资本，这些都没有理解到唱诵的最终意义。瑜伽是一种传承的文化和艺术，是一门关于人类正确认知自我的学科，所以梵语的唱诵带领着我们进入一种具有独特印度文化烙印的习练过程。

唱诵不是一种表演，也不是一种展示。

首先通过唱诵的准备，让我们感官意识向内收敛，从对外在身体的稳固性、伸张性的关注，逐步转向对于内在气息、能量的关注。最终让意识变得纯粹，不再向外界发散，受到外界的干扰。这个过程就是为瑜伽的练习者做好了身体上和思想上的准备。这个准备的过程不容忽视，甚至比唱诵本身更为重要。没有这个准备过程，唱诵就会变成一种表演和展示了。

唱诵让内心深处的真我明晰、可见。

其次通过唱诵的过程，让我们每一个瑜伽练习者带着对于瑜伽圣哲、瑜伽大师的崇敬和感谢之情，让我们怀有一份谦卑的心态、感恩的情怀去学习这样一门可以为我们带来身心两方面都健康的艺术和技能。这种感恩的情怀可以对大到圣哲Patanjali、小到身边的老师和一起习练的同学，以及我们每一个瑜伽习练者学会和谐相处。而一份谦卑的心态让每一个瑜伽习练者学会放下我见、我执，让深藏在内心深处的真我（Atma）通过瑜伽的练习过程逐渐明晰、可见。

唱诵需要明白歌词和唱得好听吗？

有些同学会好奇问到，我们不懂这些梵文的意思怎么办？如果我们不知道每一个梵文单词的意思，我怎么知道我在唱什么呢？其实，在唱诵过程当中，重要的是理解唱诵的意义，而不是在所唱的颂词中，每一个梵语的意思。否则，就会舍本逐末，失去了唱诵的真正意义了。在唱诵中，你是否有优美的嗓音、是否准确地把握住唱诵的旋律，在最开始的时候就不应该成为你开口唱诵的障碍。要知道来自于内心深处的那份真诚和投入，这样的你就可以带着一份觉知开始进入瑜伽的练习了。

三、唱诵的准备（瑜伽课中的静心练习）

坐直，胸前合掌（或者智慧手印）。保持脊柱从根部开始警觉，开始向上延展，保持一个稳固的坐姿（你可以采取任意舒适的坐姿：莲花坐、金刚坐姿……）。坐在坐骨上，让尾骨内收，让脊柱背部向上升起。让肚脐和耻骨向内向上，从而使得骨盆腹部区域激活。保持脊柱从颈椎到头颅在一条直线上。放松眉心、面部表情、面颊的肌肉、嘴唇、牙关……想象你从由骨骼肌肉组成的躯体进入到你的内脏器官，通过收缩会阴部位，深深地吸气，让你躯体内在的部分向上延展。保持这样的状态，保持这样的呼吸，让呼吸尽量放慢深长。在下一次呼气之后，再次从会阴部分收缩深深的吸气，从而带动脊柱的伸展、背部的伸展。不断地保持这样的呼吸和身体的状态。意识内守，在这个过程中去观察身体的肌肉组织不是僵硬的，而是激活的。你的每一个吸气，从收紧会阴处开始，呼气在腰椎部位结束，感受你的呼吸在你的身体内形成一个椭圆形的轨道。放松你的头盖骨。随着每一次呼气，让杂念从头盖骨上涌出，让大脑产生警觉。重复这样的呼吸，慢慢地你的呼吸进入一个平缓轻柔的循环中。呼吸开始拥有旋律。

每一次呼气时心里默念OM，让你的意识、呼吸通向神圣中！

每一次呼气都默念，让你大脑的祈祷变得平静、中性、纯净、庄严、神圣。

在祈祷中获得谦卑、臣服和升华！

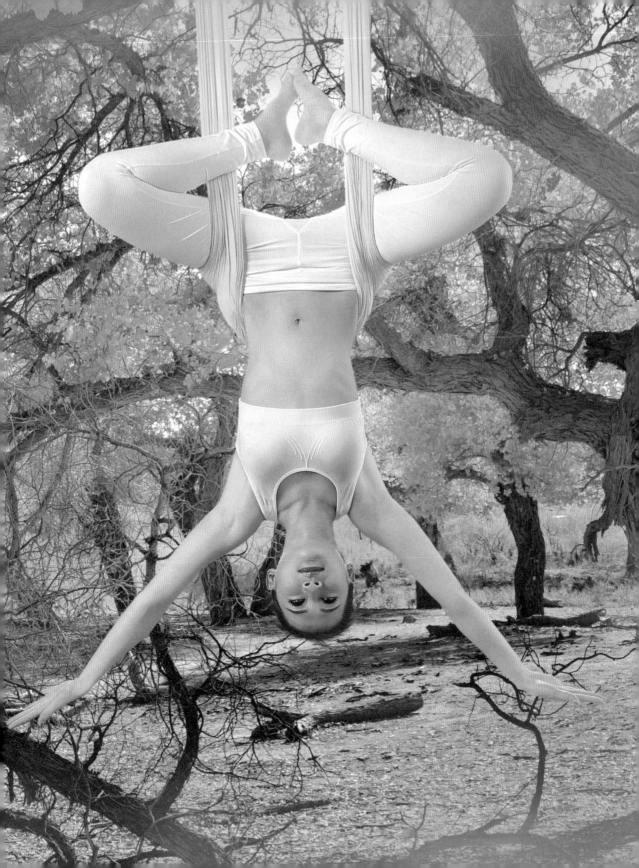

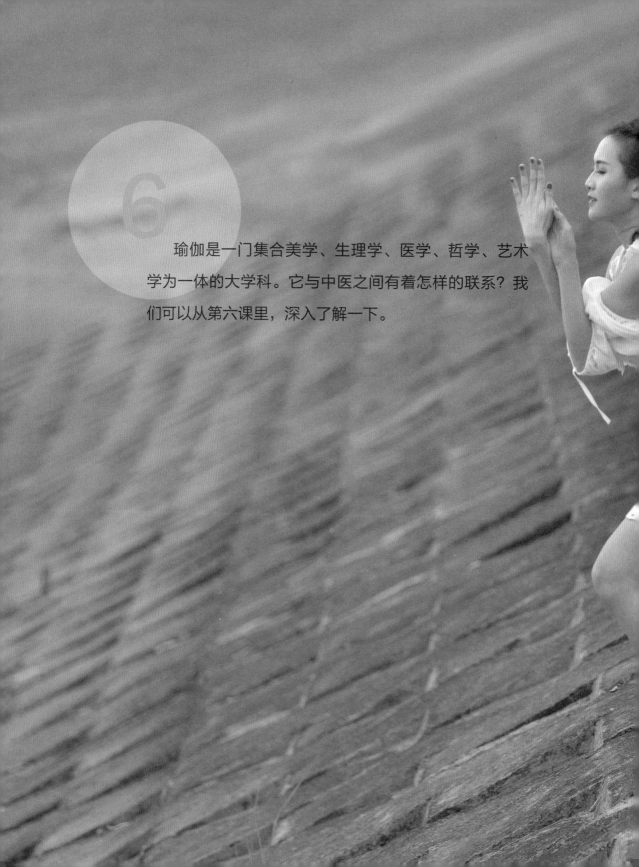

瑜伽是一门集合美学、生理学、医学、哲学、艺术学为一体的大学科。它与中医之间有着怎样的联系？我们可以从第六课里，深入了解一下。

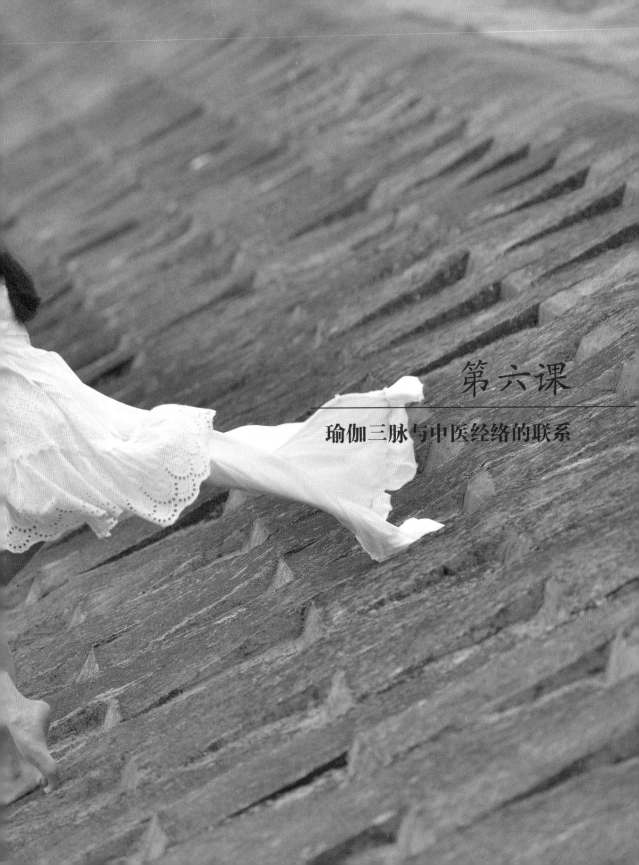

第六课

瑜伽三脉与中医经络的联系

前面曾经提到过瑜伽的三脉七轮对神经内分泌系统的调节作用。这一课里，将剖析瑜伽经络和中医经络的联系。

一、瑜伽里的"三脉"是什么？

瑜伽里的三脉分别是：中脉、左脉、右脉。

1. 关于中脉

瑜伽里的中脉，在中医经络里，也被称为中经。相当于中医的任脉和督脉。

中经是所有其他经络通道的君主。从脊柱的基座直通头顶，它是直而通心的，就像根管子。知道了中经就等于知道了所有其他无数经络的通道，因为中经就是经络系统这棵树的主干。瑜伽师认为中经就是将要把生命之气通过它提升起来的那根管子，冥想时，中脉必须保持流动，意识和身体才能得到控制，保持平静。

任脉：起源于小腹内，下出会阴部，向上行沿腹内精神阙等穴位到达咽喉，上行环绕唇，循面入目眶下。总任一身之阴，与妇女的月经、生育关系密切，其胸腹部的许多穴位具有强壮的保健作用（如关元，肚下3寸；气海，脐下1.5寸；丹田、神阙、中脘……）因此，中医临床上用以治疗泌尿生殖系统疾病，以及抗衰老、减肥、丰胸健乳等。

督脉：起于小腹内，下出会阴部，向后脊柱内行至颈后大椎（手足三阳经与督脉的回穴。第七颈椎下，是人体的五大强壮穴之一），入脑内，上至巅顶，沿额下行鼻柱，终于上唇内龈交穴。总督一身之阳，临床上以治疗神智疾病、热症、鼻部疾病及毛发病变为主。

2. 关于左经、中经

中经的左右两边有两条较小的渠道叫左经、右经。左经从左鼻孔起端开始，右经从右鼻孔起端开始。这两条通道接着通往两眉之间中点靠后的眉心轮那里。以沿着中经交错而下，在各气轮处相交，最后向内和向上弯曲地通入中经底部开口。

① **左经也叫月亮经**　具有降温功能。从左鼻孔进入更多的空气，此时，精神能量占主导地位，人的大脑就会更加睿智，容易接受新事物。左脉滋养我们的欲望及情绪。

② **右经也叫太阳经**　具有燃烧的功能。从右鼻孔进入更多的空气，此时，体力能量占主导地位，人体会产生更多的热量，食物容易消化。右脉照顾我们生理及精神上的行动以及我们的思维能力。它提供我们思想及计划将来所需的能量。

二、瑜伽里的"七轮"是什么？

根据瑜伽的原理，人体是由五大元素所组合成的，即以太、风、火、水和土，并由身体中不同的脉轮所支配。人体身体内的七个脉轮，分别控制着身体的某个特殊部位和某些分泌腺体、中医穴位。这七个轮脉和内分泌腺的平衡、中医经络气血旺盛与否，直接影响人的身心健康。而内分泌亦由这七个轮脉所支配。人的疾病也是由于这些轮脉其中之一的衰退，或是一个以上的轮脉的功能失去平衡所致。瑜伽体位法的目的，即是透过伸缩及伸展、强化各个轮脉，使各种不同的内分泌功能处于均衡状态，以维持身体的健康。较高的轮脉也控制了在它下方的轮脉的运作。因为静坐能强化较高的脉轮，使人的心灵更精准、更扩展、更善于运用身体做精细而神圣的活动。所以一个完整的瑜伽课程，不只瑜伽体位法锻炼身体而已，同时也包括其他的层面，如静坐以扩展心灵的锻炼。

三、瑜伽"七轮"与中医穴位之间的关系

1. 第一个轮脉是海底轮　位于中经基座，是能量所在之处。是各种身体、心智和灵性渴望的储藏所，控制着人体中固体的成分，和身体健康、排泄功能有关。控制肛门、会阴、尿道、男性的前列腺、输精管，女性的子宫颈、输卵管。

与中医学相对应的穴位是：会阴穴、位于前后二阴之间，为任、冲、督脉发源与汇集处，亦为精气之根，有炼精化气之作用。对于某些泌尿系统疾病及阴虚阳亢等症状有一定疗效。

海底轮对应的颜色：红色（赤色）。

2. 第二个轮脉是腹轮　位于尾骨处。从身体正面看来，位于耻骨部位。它控制了性腺及身体中的液体成分，主宰人的性功能。是生命之气的发源地。它和生殖器官和排泄器官相联系，控制性器官，女性的卵巢、男性的睾丸。对性能力及生育能力有影响。控制着生理欲望、工作欲望和情绪表现。轮脉正常时，表现为：体贴、自信、关爱、直觉力强。轮脉失衡时，表现为：依赖性、占有欲强、内分泌失衡状态。对于的瑜伽体位有：收束法及所有臀部向上的体位。

与中医学相对穴位是：长强穴（位于尾椎骨与肛门的中央，是督脉的起始部位，有消炎、止痛、止血、通利腰脊的功效）。

腹轮对应的颜色：橙色。

3. 第三个轮脉是脐轮　位于肚脐附近的腺体中心，是身体元气、健康和体力的中心。控制了身体中火的成分及胰脏和肾上腺的分泌，主导我们的活力和世俗的活动，支配人的精力和消化功。脐轮与自我个性和自尊有关。脉轮正常时，自我意识很强，成功感增加。脉轮失衡时，自悲感增加，遇事表现为胆怯、缩退。对应的瑜伽体式有：所有腹部按摩的

体式，腹部紧张的体式。

与中医学对应的穴位是：神阙穴。脐为先天之结带，为先天元神出入之道，为心、肾（心主神、肾藏志）交通之门户；用于中风脱症、腹痛、腹泻、消化水谷。瑜伽师在调息时通常是体会它的背面，相当于中医经络的命门穴（位于肚脐正对的背面）第二腰椎棘突下。"命"生命，"门"生气出入通达与维系生命之处，是十二经之根本。有增补元气、壮腰健肾的功能，中医一般用针灸法疗效更佳。

对应颜色：黄色。

4. 第四个轮脉是心轮　位于胸腔内，与心脏同一高度的脊柱中。控制着气体的成分，也控制了胸部的胸腺和淋巴结，控制肺、心脏、手和手臂。心轮与爱心、同情心、慈悲心有关。轮脉正常时，表现出爱与奉献。轮脉失衡时，表现出麻木不仁、对人不信任、多疑、心脏疾病等。对应的瑜伽体式有：手臂练习、云雀式、骆驼式、斜式、顶峰式等。

与中医学相对应的是：膻中穴。位于两乳头之间的中点；为中气汇集之处。是任脉与脾、肾、手少阳小肠、手少阳三焦经汇集之处。具有调和气血的作用。用于治疗呼吸、循环方面的疾病，主治心慌、心悸、气喘、乳少。如妇女通乳，乳汁不足可点按膻中穴，在分娩前效果更佳。

心轮对应的颜色：绿色。

5. 第五个轮脉是喉轮　位于喉核背后的脊柱部位。瑜伽师认为它是洁净作用的中心。控制着甲状腺及副甲状腺，与说话功能有关。同时也调整了人体的精力，并控制着人体的活动。控制着眼、鼻、耳、喉、舌、五官、面部。与沟通、表达能力有关。是创造的能量中心。对应的瑜伽体式有：唱诵、颈部练习、收束法、莲山式、犁式所有颈部受到挤压的体式。

喉轮与中医相对的是：大椎穴。位于颈椎棘突下，是人体的五大强壮穴之一。是手足三阳与督脉的回穴，有解退热、宣肺定喘、扶正祛邪之功效。

喉轮对应的颜色：青色。

6. 第六个轮脉是眉心轮　位于两眉之间的中点，位于脑的正中，它控制着脑下垂体，主宰世俗和灵性的知识，支配着心神方面的功能。瑜伽师认为它是智力和直觉的中心。与思考、直觉、洞察力有关。直接、创造力的控制能量中心，主大脑开发。

脉轮正常时，记忆力好，直觉感很强。脉轮失衡时，无直觉力，偏头痛。此轮脉有改善视力、减轻眼疲劳、解除精神压力、祛风通窍的作用。

对应的瑜伽体式有：烛光冥想，一点凝视法。

与中医相对应的是：印堂穴。功能祛风通窍。

眉心轮对应的颜色：蓝色。

7. 第七个轮脉是顶轮　位于脑顶。它超越了生物学及心理学的范畴。它的功能只能通过用哲学和灵性的语言来描述。造诣高深的瑜伽师去世时通常总是一心通过这个穴位离开自己的躯体的，它是通向一个超越一切物质名称与形体的领域的通道。轮脉正常时，表现为智慧、开悟、人生有目标。轮脉失衡时，表现为茫然、胡思乱想。对应的瑜伽体位有：头倒立、叩首式及百会穴触地的所有表体式。

与中医相对应的是：百会穴。将两耳郭向前对折，两耳尖连线与头部中线的交点处。是诸阳经之气汇集之处。能提升一身之阳气，益智健脑。调整机体内阴阳达到平衡，对于某些阳虚畏寒及中气下陷引起的脑缺血、低血压等有一定的效果。

顶轮对应的颜色：紫色。

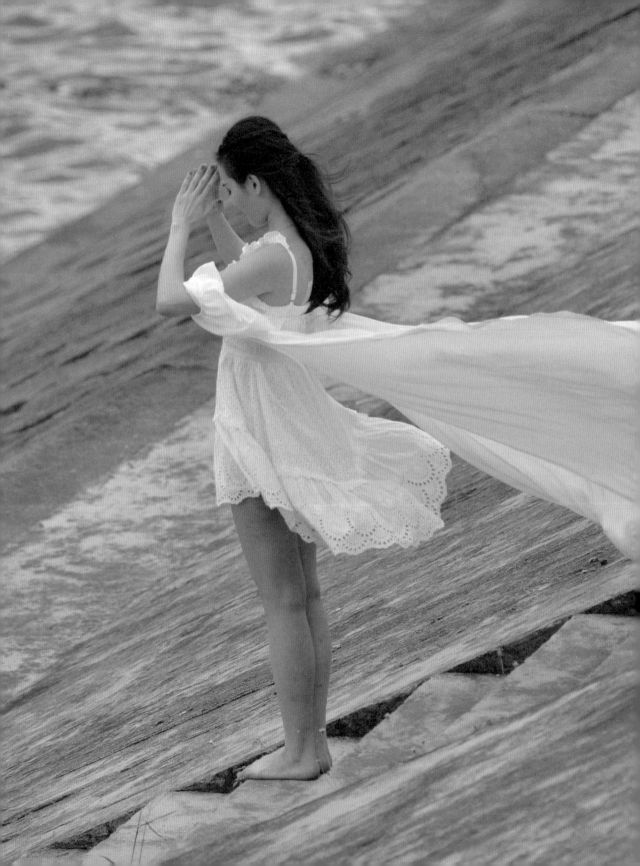

第七课

人体解剖学及生理

对于功能解剖基础的学习主要是为了使我们了解人体结构之间的关系，使课程有更强目的性、针对性和安全性，我们将在这一章中了解一些常识性的概念。

一、人体的骨骼
1.脊柱——人体的中心柱

据相关部门统计，在中国80%左右的人不同程度的有过因脊柱问题引起的腰痛或腰腿疼痛病史。但我们对这根生命支柱的认知程度还不及一个幼儿园的小朋友对电脑的了解。当我们开始了瑜伽之后，我们对脊柱已经进入了一个较以往而言革命性的关注。因为瑜伽90%以上的动作都在围绕这个人体的大梁展开，只要通过正确的练习，我们就可以让它优雅而坚韧地支撑起我们幸福的生活。

整条脊椎由33块骨骼组成，其中包括7块颈椎、12块胸椎、5块腰椎，还有5块骶骨和4块尾骨。

脊柱

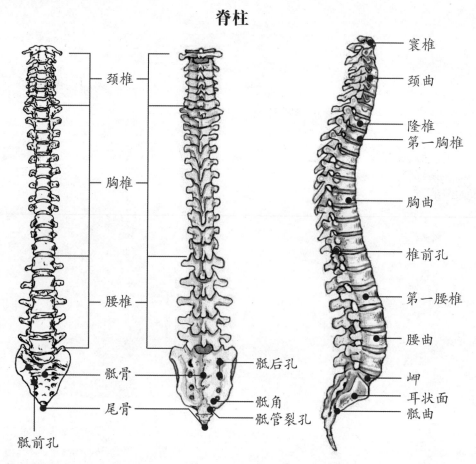

人体的骨骼

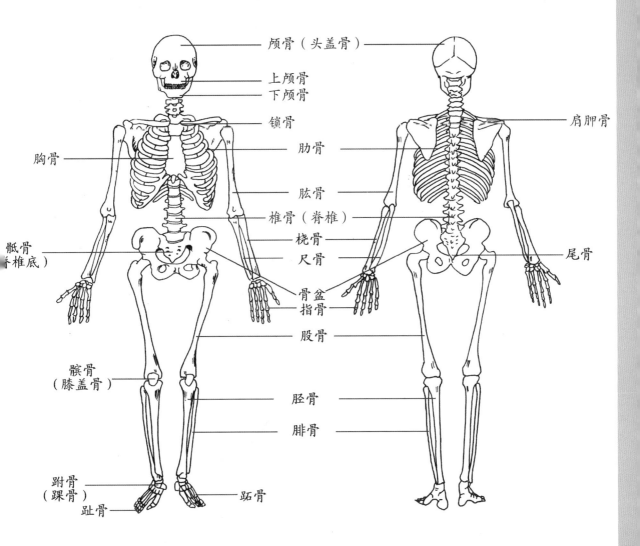

颅骨（头盖骨）

上颌骨
下颌骨

锁骨

肋骨

肱骨

椎骨（脊椎）

桡骨
尺骨

骨盆
指骨

肩胛骨

尾骨

胸骨

骶骨
（脊椎底）

股骨

胫骨

腓骨

髌骨
（膝盖骨）

跗骨
（踝骨）

跖骨

趾骨

2. 胸廓骨

包括12对肋骨和一块胸骨，肋骨位于胸廓的侧面和前后面的大部分，形状扁平弯曲，每一肋由肋骨和软肋骨构成。

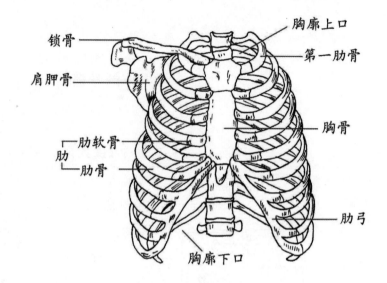

锁骨　肩胛骨　肋软骨　肋　肋骨　胸廓上口　第一肋骨　胸骨　肋弓　胸廓下口

3. 颅骨

位于脊柱上方，是头的骨性支架，有8块脑颅和15块面颅组成。另外，在中耳内的6块听小骨，通常也属于颅之列。

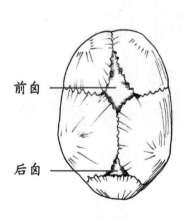

前囟　后囟

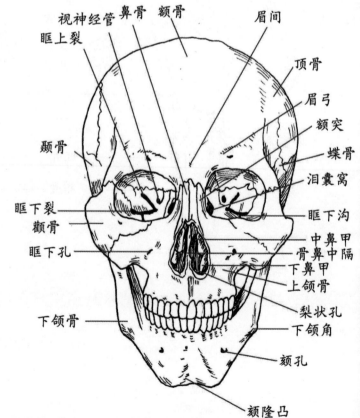

视神经管　鼻骨　额骨　眉间　眶上裂　顶骨　颞骨　眉弓　额突　蝶骨　泪囊窝　眶下裂　眶下沟　颧骨　中鼻甲　眶下孔　骨鼻中隔　下鼻甲　上颌骨　梨状孔　下颌骨　下颌角　颏孔　颏隆凸

4. 上肢骨

属于附肢骨的一部分，包括上肢带骨和自由上肢骨两部分。

上肢带：上肢带由成堆的锁骨和肩胛骨构成。

自由上肢骨：一侧自由上肢骨由1块上臂骨、2块前臂骨、5块掌骨和14块指骨组成。还包括：上臂骨肱骨、桡骨、腕骨、掌骨、指骨等。

5.下肢骨

也属于附肢骨的一部分，包括下肢带的自由下肢骨。

下肢带只有一对髋骨，属不规则骨。男子约在16岁以前，女子约在13岁以前，髋骨是由3块独立的髂骨、坐骨和耻骨组合构成，以后逐渐融合为成年人的髋骨。约在上述3块骨的结合处，髋骨的外面有一明显的深窝，叫髋臼。还包括：髂骨、坐骨、耻骨等。

自由下耻骨：一侧自由下耻骨由1块大腿骨、1块膝盖骨、2块小腿骨、7块跗骨、5块跖骨、14块趾骨组成。其中包括：股骨、髌骨、胫骨、腓骨、跗骨、跖骨、趾骨等。

二、人体的骨骼肌
1.人体的肌肉系统全貌

人体肌肉示意图（一）

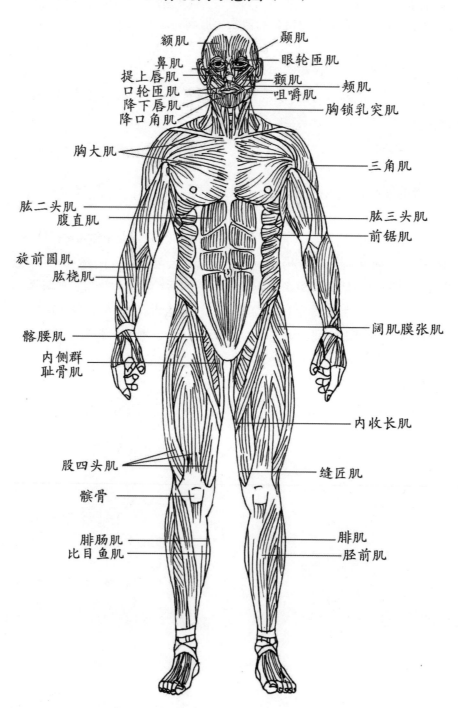

额肌　　　　　　　颞肌

鼻肌　　　　　　　眼轮匝肌

提上唇肌　　　　　颧肌

口轮匝肌　　　　　咀嚼肌　　　颊肌

降下唇肌

降口角肌　　　　　胸锁乳突肌

胸大肌　　　　　　三角肌

肱二头肌　　　　　肱三头肌

腹直肌　　　　　　前锯肌

旋前圆肌

肱桡肌

髂腰肌　　　　　　阔肌膜张肌

内侧群

耻骨肌

内收长肌

股四头肌　　　　　缝匠肌

髌骨

腓肠肌　　　　　　腓肌

比目鱼肌　　　　　胫前肌

人体肌肉示意图（二）

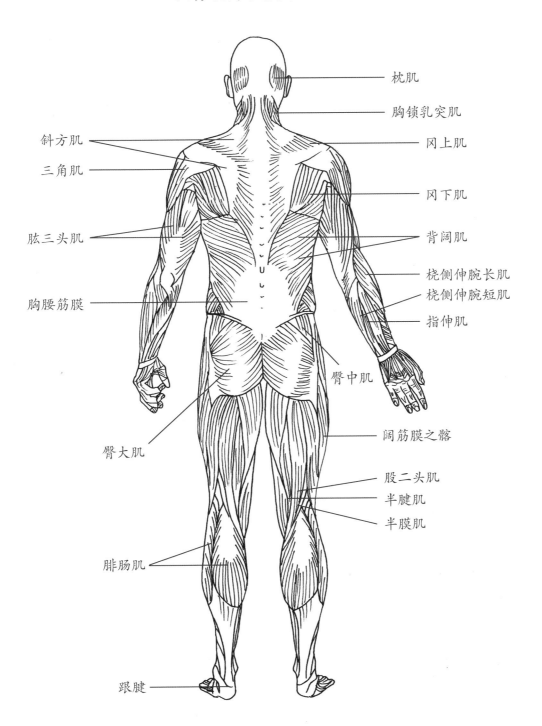

枕肌

胸锁乳突肌

斜方肌

三角肌

冈上肌

冈下肌

肱三头肌

背阔肌

桡侧伸腕长肌
桡侧伸腕短肌

胸腰筋膜

指伸肌

臀中肌

阔筋膜之髂

臀大肌

股二头肌
半腱肌
半膜肌

腓肠肌

跟腱

肌肉是运动系统的动力部分，在神经系统的支配下，肌肉收缩牵引骨骼产生活动。人体的骨骼肌肉分布广、数量多，总共有639块，其重量约占成年男性体重的40%，成年女性体重的35%。每块骨骼肌都有一定的形态、位置以及血管和神经。

骨骼肌的分类和命名

骨骼肌有多种分类方法，根据肌肉的形态可分为长肌、短肌、扁肌和轮匝肌。长肌根据其肌束的排列方向和肌长轴的关系又可分为梭形肌、半羽肌。有的长肌起端有两个以上的头分别称为二头肌、三头肌和四头肌。根据肌肉的作用可分为屈肌，伸肌，收肌，旋后（前）肌和旋外（后）肌等。人体骨骼肌的命名一般按形状、大小、位置、附着点或作用来具体确定的。

1. 运动头部的主要肌肉

① 使头在寰枕关节处屈的肌肉有：胸锁乳突肌等。胸锁乳突肌位于颈部两侧，为长肌，有内、外侧两个肉，内侧头起于胸骨柄，外侧头起于锁骨和胸骨端。二头会和后止于颞骨乳突，固定一侧收缩，使头向同侧屈，并向对侧回旋。两侧收缩，当拉力作用线通过寰枕关节冠状轴前方时，使头在寰枕关节处屈；当拉力作用线通过寰关节冠状轴后方时，使头伸。上固定收缩时，上提胸廓，帮助吸气。

② 使头在寰枕关节处伸的肌肉有：胸锁乳突肌、冈上肌、斜方肌等。这些肌肉在下固定收缩时，使头在寰枕关节处伸，如抬头动作。

③ 使头在寰枕关节处侧屈的肌肉有：同侧的胸锁乳突肌、竖脊肌、斜方肌等。这群肌在下固定收缩时，使头侧屈。

④ 使头在寰枕关节处回旋的肌肉有：对侧的胸锁乳突肌和斜方肌等。这群肌肉在下固定收缩，使头在寰枕关节处回旋，如摇头作用。

2. 运动下颌的主要肌肉

运动下颌骨的肌肉又称咀嚼肌。主要是颞骨、咬肌、翼内肌和翼外肌等组成。这些肌肉收缩，可使下颌骨在颞下颌关节处做咀嚼运动。

3. 运动脊柱的主要肌肉

① 使脊柱屈的肌肉有：腹直肌、腹外斜肌、和腹内肌等。这些肌肉下固定收缩时，使

脊柱屈；上固定收缩时，使骨盆后倾；无固定时收缩，使脊柱和盆骨做相向运动。

② 使脊柱伸的肌肉有：竖脊肌、斜方肌等。这些肌肉在下固定时收缩，使脊柱伸，如后手翻，背越式跳高过杆动作等；上固定时收缩，使脊柱伸，如双杠支撑的后摆动作；无固定收缩时，使脊柱两端向后做相向运动，如俯卧腿后振动作。

③ 使脊柱侧屈的肌肉有：同侧的腰方肌、竖脊肌、腹直肌、腹外斜肌等。它们下固定收缩，使脊柱向同侧屈，如单手提重物，侧手翻等体侧屈动作；在上固定收缩时，使骨盆和脊柱向同侧屈。

④ 使脊柱回旋的肌肉有：下固定时，有同侧的腹内斜肌和对侧的腹外斜肌等，如现实投掷时的转体动作；上固定时则相反，即有同侧的腹外斜肌和对侧的腹内斜肌等。

4. 使骨盆在要骶关节外运动的主要肌肉

① 使骨盆在要骶关节处前屈（后倾）的肌肉有：两侧的腹直肌、腹外斜肌、腹内斜肌等。这群肌肉在上固定收缩时，使骨盆在要骶关节处屈。

② 使骨盆在要骶关节处伸张（前倾）的肌肉有：腰骶关节前倾是竖脊肌在上固定时收缩完成的。

③ 使骨盆在要骶关节处侧屈的肌肉有：同侧的腹直肌、腹外斜肌、竖脊肌和腰方肌等。这群肌肉在上固定时收缩，使骨盆在腰骶关节处向同侧侧屈。

④ 使骨盆在要骶关节处回旋的肌肉有：同侧的腹外斜肌、对侧的腹斜肌等。他们在上固定收缩进完成此动作。

5. 实现呼吸运动的主要肌肉

实现呼吸运动的主要肌肉是：膈肌和肋间肌。它们的收缩和舒张，可改变胸廓的垂直径、横径和矢状径，从而增大或缩小胸腔容积，产生吸气或呼气运动。

6. 腹压肌

围成腹腔壁的肌肉，收缩时刻缩小腹腔，增大腹内压，称为腹压肌。包括位于腹腔顶的膈肌，腹前外侧壁的腹直肌、腹外斜肌、腹内斜肌、腹横肌、腹后壁的腰方肌以及腹腔壁的会阴肌等。

7. 运动上肢带的主要肌肉

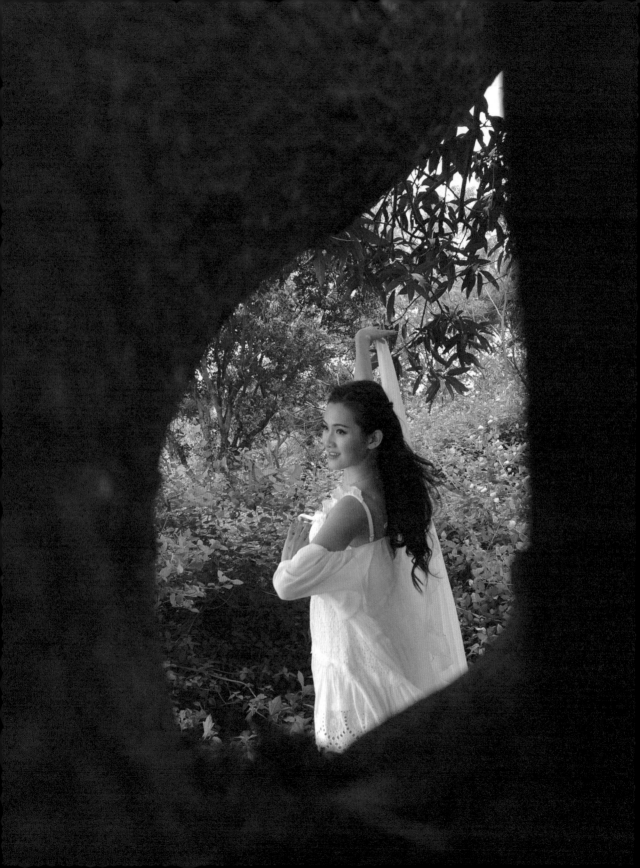

使肩胛骨上提的肌肉有：斜方肌的上部、肩胛提肌和菱形肌等。

这群肌肉在近固定收缩时，使肩胛骨上提；远固定收缩时，使头伸等。

斜方肌：位置在颈部和背部上部皮下。功能：近固定，斜方肌上部肌纤维收缩，使肩胛骨上提、上回旋和后缩，中部肌纤维收缩时，使肩胛骨内收，下部肌纤维收缩，使肩胛骨下降，上回旋，上下部同时收缩使肩胛骨向上回旋。远固定，两侧同时收缩，使头和脊柱伸；一侧收缩，使头和脊柱向同侧屈，并向对侧回旋。

肩胛提肌：位于斜方肌上部的深面，颈后外侧。功能为近固定收缩时，使肩胛骨上提和向下回旋。远固定一侧收缩时，使头颈向同侧屈和回旋；两侧收缩，使颈部伸展。

菱形肌：位置为斜方肌中部深层。功能：近固定收缩，使肩胛骨上提、内收和下回旋。

8. 使肩胛骨下降的肌肉

使肩胛骨下降的肌肉有：斜方肌的下部，前锯肌下部和胸小肌。这群肌肉近固定时收缩，使肩胛骨下降。

锻炼方法：采用实力推、俯卧撑等辅助练习，可发展此肌的力量。

9. 使肩胛骨外展（前伸）的肌肉

使肩胛骨外展（前伸）的肌肉有：前锯肌和胸小肌等。这两块肌肉在固定收缩时，使肩胛骨远离脊柱外展，如冲拳动作。

10. 使肩胛骨内收（后缩）的肌肉

使肩胛骨内收（后缩）的肌肉有：斜方肌和菱形肌等。这两块肌肉在近固定收缩时，使肩胛骨靠近脊柱内收，如扩胸等。

11. 使肩胛骨上回旋的肌肉

使肩胛骨上回旋的肌肉有斜肌上下部和前锯肌等。这群肌肉在近固定收缩，使肩胛骨上回旋，如臂上举等。

12. 使肩胛骨下回旋的肌肉

有胸小肌、菱形肌和肩胛提肌等。这群肌肉在近固定收缩时，使肩胛骨下回旋。

13. 使上臂在肩关节外运动的主要肌肉

使上臂在肩关节外处屈的肌肉有：胸大肌、三角肌前部和肱二头肌长头等。这群肌肉跨过肩关节冠状轴的前面。在近固定收缩时，使上臂在肩关节处屈，如：走路、跑步时上臂向前后摆动等。

使上臂在肩关节处伸的肌肉有：背阔肌、三角肌的后部等。这些肌肉跨过肩关节冠状轴后面，近固定收缩，使上臂在肩关节处伸，如向后的摆臂动作；远固定时，拉引躯干向上臂靠拢等。

14. 使前臂在肘关节外运动的主要肌肉

使前臂在肘关节处运动的主要肌肉有：肱二头肌、肱骨、肱桡肌和旋前圆肌。这群肌肉跨过肘关节冠状轴的前面，近固定收缩时，使前臂在肘关节处屈，如负重弯举动作，远固定时，使上臂在肘关节处屈，如引体向上作等。

使前臂在肘关节处伸的肌肉有：主要是肱三头肌等，这块肌肉跨过肘关节的后面，近固定收缩，使前臂在肘关节处伸展。

使前臂在肘关节处内旋的肌肉有：旋前圆肌、旋前方肌等。这群肌肉在近固定时收缩，使前臂在肘关节处内旋。

使前臂在肘关节处外旋的肌肉有：肱二头肌和旋后肌等。这些肌肉在近固定收缩时，使前臂在肘关节处外旋。

15. 手在桡腕关节处运动的主要肌肉

使手腕和手指屈的肌肉：前臂的前群肌，共有9块（桡侧腕屈肌、掌长肌、尺侧腕屈肌、指浅屈肌和拇长屈肌等）。这些肌肉近固定收缩时，可屈手腕，屈指。远固定收缩时，使前臂在桡腕关节处屈。

使手腕和手指伸的肌肉：前臂的后群肌，共10块(主要有桡侧腕长伸肌、桡侧腕短伸肌、指伸肌、尺侧腕伸肌、拇长伸肌、拇短伸肌、小指伸肌等)。这些肌肉在近固定收缩时，伸腕、伸指；远固定时，使前臂在桡腕关节处伸展。

使手在桡腕关节处内收的肌肉有：尺侧的腕屈肌和侧腕伸肌等。这群肌肉跨过腕关节矢状轴的内侧，近固定收缩时，使手在桡腕关节处内收。

使手在桡腕关节处外展的肌肉有：桡侧的腕屈肌和桡侧的腕伸肌等。这群肌肉跨过腕关节矢状轴的外侧，近固定收缩时，使手在桡腕关节处外展。

16. 运动下肢肌肉

运动下肢各环节的肌肉，对支撑和身体的位移起着积极的作用，它们的特点使强大有力的，筋膜强厚。分布于下肢带及下肢各关节的周围，可引起骨盆、大腿、小腿、足、趾等环节以相应关节为支点进行运动。

大腿在髋关节处的主要肌肉有：髂腰肌、股直肌、阔筋膜张肌、缝匠肌等。它们跨过冠状轴的前方。近固定收缩时，使大腿在髋关节处屈，如走、跑、跳时大腿的前摆等动作；远固定时，可使骨盆在髋关节处屈（前倾），如仰卧起坐等动作。

使大腿在髋关节伸的肌肉有：臀大肌、股二头肌、半腱肌、半膜肌、大收肌等。其肌拉力线共同跨过髋关节冠状轴的后面，肌肉在紧固定条件下完成工作。

大腿在髋关节处外展的肌肉有：臀大肌的上部、臀中肌、臀小肌、阔筋膜张肌和梨状肌等。其肌拉力线跨过髋关节矢状轴的外侧，肌肉在近固定条件下完成此工作。

大腿在髋关节处内收的肌肉有：大收肌肉、耻骨肌、长收肌、短收肌、股薄肌等。其肌拉力线跨过髋关节矢状线轴内侧，肌肉在近固定条件下完成此工作。如蛙泳的夹水、足内侧踢球等。发展大腿内收缩肌群的力量，可采用武术的里合腿，直腿拉橡皮筋内收，拉阻夹膝。发展其伸展性，可采用侧压腿，横劈叉等。

大腿在髋关节处旋内的肌肉有：在臀中、小肌的前部、阔筋膜张肌等，其肌拉力线从髋关节垂直轴外侧跨过，后内上斜向前内下，肌肉在上固定条件下工作。

在大腿髋关节处旋外的肌肉有：在髂腰肌、缝匠肌、臀大肌、臀中、小肌后部、大收肌的梨状肌等。

17. 膝关节运动的主要肌肉

使小腿在膝关节处屈的肌肉有：股二头肌、半腱肌、半膜肌、腓肠肌等。他们的肌拉力线跨过膝关节冠状轴的后方，近固定条件下完成工作。

使小腿在膝关节处伸的肌肉有：股四头肌。它是人体最强大的肌肉之一。近固定时，股直肌使大腿在髋关节处屈；股四头肌的四个头同时收缩，使小腿在膝关节处伸。远固定时，股四头肌的四个头同时收缩，使大腿在膝关节处伸。锻炼方法：力量训练采用负重伸小腿、负重半蹲起等。伸展性采用跪撑后倒等练习。

小腿在膝关节处内旋的肌肉有：半腱肌、半膜肌。其拉力线从膝关节垂直轴内侧面跨过。内上斜向外下，肌肉在近固定条件下工作。

小腿在膝关节处外旋的肌肉有：股二头肌等。其拉力线从膝关节垂直轴外侧跨过，肌肉在近固定条件下工作。

18. 踝关节运动的主要肌肉

足在踝关节处屈的肌肉有：小腿三头肌、胫骨后肌、尺长屈肌、长屈肌、腓骨长肌、腓骨短肌等。其拉力线跨过踝关节冠状轴的后方，肌肉的近固定条件下收缩。功能：近固定时，这些肌肉使足在踝关节处屈，腓肠肌可使小腿在膝关节屈；远固定时，使小腿在踝关节处屈，并协助膝关节伸直，维持人体直立。

足在踝关节处伸的肌肉有：胫骨前肌、长伸肌、趾长伸肌等。这群肌肉的肌拉力线跨过踝关节冠状轴前面，肌肉在近固定的条件下工作。

胫骨前肌：近固定时，足背、内翻。维持足弓的重要功能。远固定时收缩，牵引小腿向前。足伸肌群的力量减弱，但游泳、足球等运动对其力量的要求却很高。发展其力量可采用负重勾脚练习。发展伸展性，可采用跪撑后倒等辅助练习。

19. 足趾在跖趾关节运动的主要肌肉

足趾在跖趾关节屈的肌肉：除了长屈肌和趾长屈肌外，还有足底肌。它们的肌拉力线从跖趾关节冠状轴的下方跨过，肌肉在近固定条件下工作。

　　足趾在跖趾关节伸的主要肌肉：除了长伸肌和趾长肌外，还有足背肌。他们在近固定条件收缩。

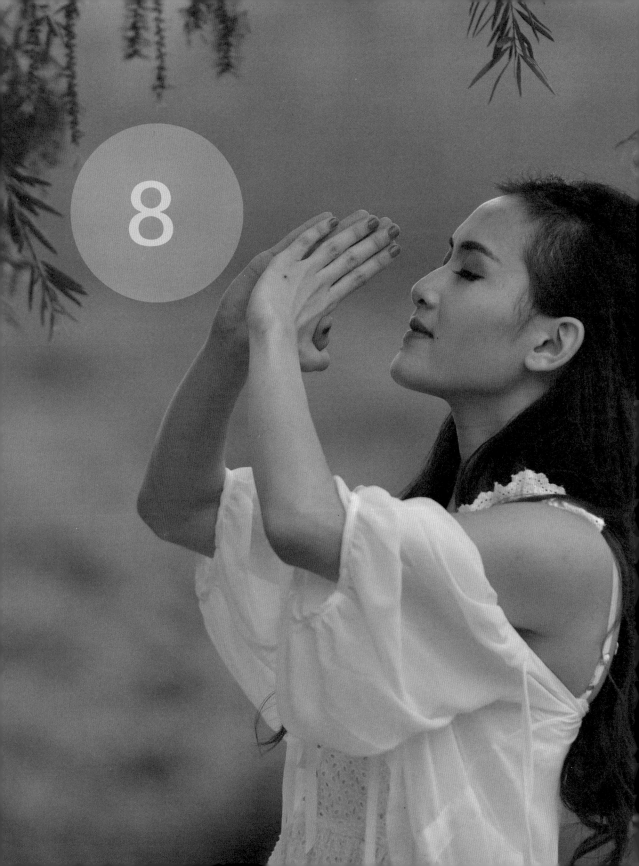

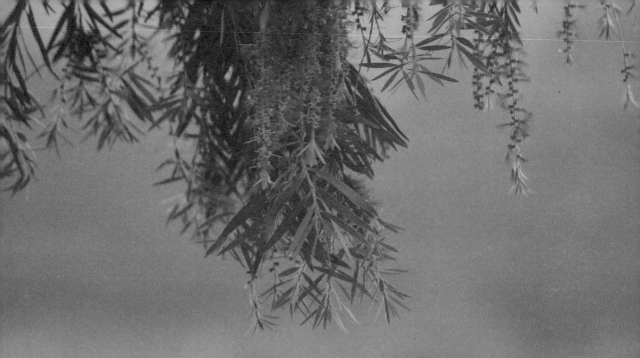

第八课

瑜伽排课技巧

　　这一课的内容里，是我这么多年练习瑜后总结出的排课技巧。简单并实用。常常听到一些学员向我反映，某些老师的课上起来舒服，某些老师的课上起来没有感觉。如何帮自己或者为家人、朋友甚至您的学生安排一节思路清晰的瑜伽课？我想，第九课的内容可以帮到您。

一、如何上好一节瑜伽课？

经过多年的研究，在瑜伽课程的编排上，我们总结出一种能让学生自主练习，以及方便老师结合教学使用的瑜伽课程编排套路。

莲花坐姿 →	长坐姿 →	站立 →	跪立
呼吸法：	摇摆式	五体投地式	骆驼式
完全式呼吸	双腿背部伸展式	像太阳致敬式	门闩式
交替式呼吸	前伸展式	手臂练习	
清凉式呼吸	船式	直角式	
喉式呼吸	扭身祈祷式	双角式	
泵式呼吸	坐角式	风吹树式	
大收束法		腰驱转动式	
前屈式呼吸3次		树式	
莲山式		抱膝式	
腰侧弯式		鸢鸟式	
腰旋转式		幻椅式	
		花环式	
		鸟王式	

跪坐 ⟶	俯卧 ⟶	仰卧
颈部练习	蛇式	斜式
叩首式	飞蝗式	桥式
猫式	弓式	下半身摇摆式
顶峰式（下犬式）		鱼式
花环式		婴儿式
		犁式

参照以上的一个编排流程表，对于编排一节瑜伽课，就是轻而易举的事情了。

好的瑜伽课，其实就是在讲述一个人的一生

从最初的调息到体式，再到最后的放松休息术，就仿佛是人一生的历程。

◎ 调息

如胎儿端坐在母亲的子宫里。心是那样的清净无染、圣洁光明。被母亲的爱包围着、呵护着，静静地等待着降生的一刻、期待着睁开眼睛看到外面的世界。

◎ 体位（顺序：坐、站、跪、俯、仰）

当调息结束后，睁开眼睛的那一刻，新生命便降临了。小婴儿般坐在那里，张开眼睛，好奇而安静地打量这个世界，尝试着动动手指、脚趾，晃晃脑袋，感觉生命活了起来。然后，我们站起来了，人生的历程正式拉开帷幕。

我们开始蹒跚学步，享受着快乐的童年和少年，沐浴着阳光，舒展着内在的光明与智慧（猫伸展式、虎式、山式、风吹树式、三角式等）。

我们在前进中成长，挥扬着青春，勇往直前，直面人生。我们无所畏惧地前进，如同战士般出发。我们有足够的勇气和动力，仿佛世界将臣服于我们的脚下。那时候的心，充满了骄傲和无畏，充满了光明与自信。我们相信自己的未来将是最最特别、最最美好（战士一式、战士二式、战士三式、侧角伸展式等）。

然而，人生的风雨折磨了我们的锋芒，我们开始学会收敛自己的锋芒，忍辱负重。渐渐地，我们学会了包容和接纳，我们懂得了谦卑与臣服，我们学会了迂回与避让（顶峰式、加强侧伸展式、三角转动式、双角式等）。虽然，我们依然昂首挺胸，却不再是当年那个无所畏惧的少年，我们开始背负更多的人生重担。有时候，我们也不得不低下那骄傲的头颅（骆驼式、叩首式、敬礼式、大拜式、英雄前屈式等）。

再后来，我们老了，太多太多的重负消磨着我们的精力和生命。我们开始累了、痛了，甚至病了。我们开始反思自己的一生，渐渐地停下来整顿、休息。这一生，也许是丰足和繁荣的，充满了成功的喜悦。孩子们也已经长大成人，开始了他们的人生历程，我们心中的骄傲再次因为他们那无畏的青春而骚动（全蝗虫式、眼镜蛇式、弓式等）。也或者，这一生充满了遗憾和悲伤，我们因为没有勇气而错过了太多的梦想和机遇。我们的心中充满了懊悔和不甘，而面对逐渐逝去的生命，又是那样的无可奈何（半蝗虫式、鳄鱼式等）。

于是，我们躺下来，仰望着天空，就像歌中唱的那样"红红心中，蓝蓝的天，是个生命的开始"，我们期待着回归那一片天空、大地，期待着重生。我们尝试着放下所有的过往，释放负面的情绪和能量，宽恕自己，也宽恕曾经伤害过我们的人。我们累了，想要休息了（下半身摇动式、头转动、桥式等）。

◎ **放松休息术（摊尸式）**

终于有一天，我们死了，尘归尘、土归土。生命结束，所有的骄傲、遗憾、怨恨、冲动、悲伤、愤怒……也随着生命的消逝而消失。我们的身没入泥土，我们的心融入宇宙，我们和天地万物融合在一起，不分彼此你我。这时，我们才知道，这一生所有的争执、分别心、占有欲、好胜心原来都像小孩子的游戏一样可笑。最终，我们还是要归于平静、和谐，最终我们还是要放下一切。

而这些，在年少时、成年时，我们还不懂得。于是，我们期待着，此生的记忆能够轮回到来世。在来世里，我们会更加宽容地对待自己，善待身边的每一个人。我们会说爱的话语，用爱的行动去真爱身边的每一个人。我们会用真心真爱去度过自己的一生。

纯瑜伽衷心地希望，每一个遇见瑜伽的人，都能够用瑜伽学会生活，懂得生命，珍惜人生，真爱身边的每一个人！

二、一节60分钟或90分钟的瑜伽课要怎样安排？

1.静心冥想5~8 分钟

2.语音唱诵 5~8 分钟

3.体式过程 45~ 60 分钟

4.瑜伽放松休息 8~10分钟

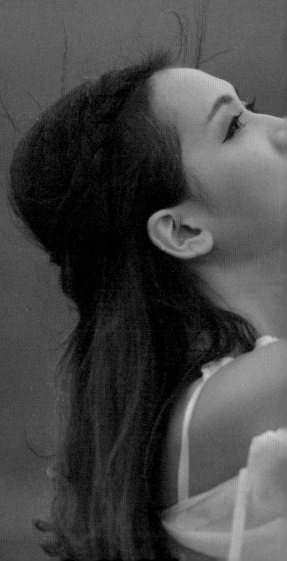

9

2007年到现在，我接触瑜伽应该是第9个年头了。对于很多瑜伽修炼者来说，也许我只是一个刚入行的小孩。瑜伽太深奥、太神秘、太多可以去探索的空间。也许在今年写下这一本瑜伽修炼心得后，不知道哪一年，我又会自己拿出一番理论数据去证明或推翻那些年自己说过的话。写此书，是一种勇气。或许内容有部分与行内其他老师的理论观点相似，有一部分会被否定。作为一位想要修心、修形的修行者，我愿意包容、接纳、吸取社会各界老师们及其他拥有共同爱好的瑜伽修行者的意见或建议。实现共同的进步。接下来这一章的内容里，谈不上是什么独一无二的心得分享，仅仅是这些年来，自己听过的，记住的小故事罢了，简单却那么有意义。

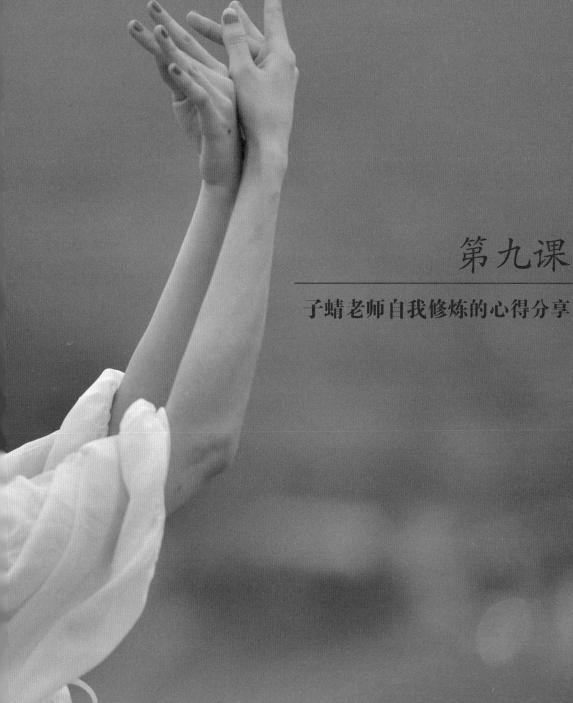

第九课

子蜻老师自我修炼的心得分享

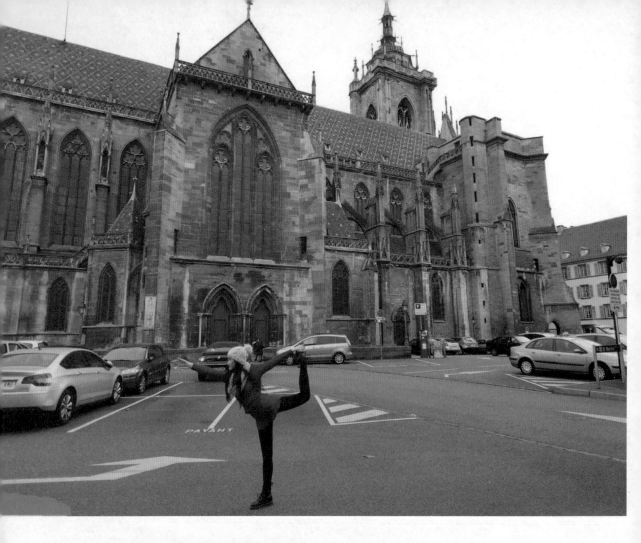

一、有瑜伽和没有练瑜伽的10年

有瑜伽与没有瑜伽的人，在每天看来没有任何区别；在每月看来差异也是微乎其微；在每年看来差距虽然明显，但好像也没什么了不起的.但在每5年来看的时候，那就是身体和精神状态的巨大分别。等到了10年再看的时候，也许就是一种人生对另一种人生不可企及的鸿沟。

练习瑜伽一周后

　　这是开始改变的一周，七天时间或许无法改变很多事情，但是你的身体开始发生正向的改变，瑜伽的初体验让你的心率加快、血液匀速流过全身、身上多余的脂肪开始燃烧。

　　虽然你的双手、双腿、腰背会感到酸痛，但是心情却莫名地感到舒畅，因为瑜伽会促使脑垂体分泌出快乐激素——内啡肽，就像是愉悦的感觉，你会觉得自己能够轻飘起来。瑜伽带给你一天的好心情和更加轻松的人生态度，你觉得身边的景致都是不一样的。

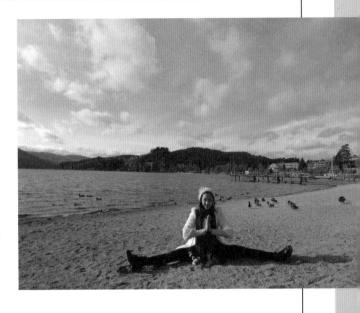

练习瑜伽一个月后

　　练习瑜伽一个月后，你的呼吸变得均匀平稳，心跳变得沉稳有力。你应该已经感觉肩颈背已经不像一个月前那么的疼痛了，全身也越来越轻松。而你的生活习惯也在悄然发生改变，你会发现早睡早起不再是难事。为了保护瑜伽的成果，自然会吃得清淡，对高脂肪、高糖类、高热量食物的渴望也不像之前那么强烈。

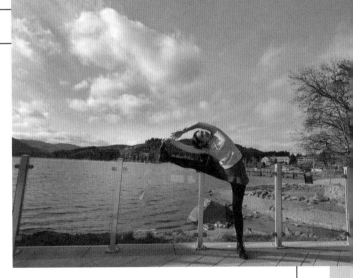

　　周围的人会发现你的精神状态变好了，而你也会觉得之前稍微动一动就会气喘吁吁的自己，现在陪孩子参加亲子竞赛活动，气质就首先领先绝大多数的父母。是瑜伽带给你和别人不一样的精气神！

练习瑜伽一年后

你会发现这一年几乎没有去过医院，瑜伽让你的免疫系统在24小时内都全力运转。体能和耐力大幅度提高，更低的心率意味着更强劲的心脏，更平缓的呼吸意味着更加高效率的心肺系统，你已经可以练成很多人都练不到的功夫。

瑜伽带给你匀速的新陈代谢，你的身体就是一台"脂肪化解器"，脂肪不再会囤积。而你的同龄人，很多都是珠圆玉润，腰腹部带着一个游泳圈，当他们在研究减肥的时候，已经坚持瑜伽锻炼一年的你无论是体能还是体型都是他们望尘莫及的。

你坚持练习瑜伽的事应该已经成为朋友圈里面的一个话题，你的朋友、同事、亲戚甚至领导，都会觉得你是一个靠谱的人，因为你会为了一个目标而坚持努力，专注让你变得更有毅力，当这种精神转移到生活中、工作上，周围的人就会发现原来你是一个这么有魅力的人！

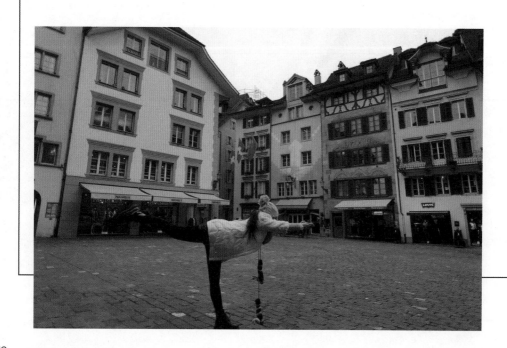

练习瑜伽五年后

周围很多同龄人的身体开始走下坡路，各种小毛病频繁来袭，而你的身材却更加健硕了，容貌甚至逆生长。那些身材臃肿的大叔大妈们看你的眼神都是充满了羡慕嫉妒恨。

长期坚持瑜伽练习，造就了健康良好的身体状态，也磨炼了坚忍不拔的精神性格。五年如一日的坚持瑜伽练习也是对孩子最好的教育，你会发现你的的孩子以你为荣，他们也会和你一样为了一个目标不抛弃、不放弃。

瑜伽，成为了你的一个人生标签，坚持瑜伽并不是为了战胜谁，而是为了与更好的自己相遇！

练习瑜伽十年后

长期坚持瑜伽能够消除对人体有危害作用的自由基，延缓衰老进程，你会发现体能状态一点不输年轻人，傲人的耐力和体力甚至可以和自己的孩子来一场真正的持续较量。

你的身材体型、仪表姿态、体能水平、精神气质站在同龄人中，显得那么与众不同，你可以以良好的健康状态继续下一个10年、20年、30年的精彩人生！

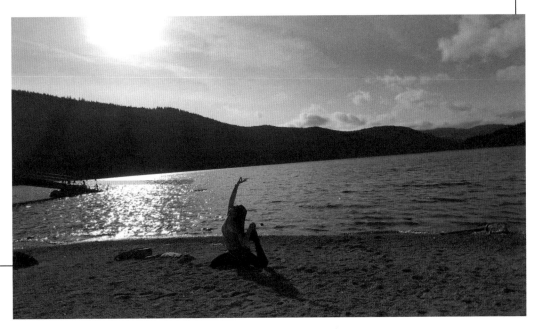

二、修炼一种瑜伽式的爱情

"千万人之中，遇到你所要遇到的人。"说出这样经典句子的张爱玲，却也不过是凡尘女子中的一人，预见到了缘分，却无法避免最终枯萎的宿命。

是的，相爱总是简单，相处却太难，俗尘的种种、世态的变化，让爱情慢慢失去了水润和鲜活。可是在你自怨无计补情天的时候，有没有想过，用柔韧和舒缓放松为爱情紧绷的神经，用修炼瑜伽的心境，让爱情绽放如花。

因为懂得，所以慈悲。瑜伽式爱情的益处之一就是通过认识自我的美与善，来获得意义深远的真正自由。有多久没有欣赏自己的美了？有多久没有审视自己的丑了？放松心态，取一面镜子，认真地观察，了解自己的优势和缺点，问问内心的渴望和需求。只有唤起了心灵的觉醒，才能获得一种有知觉的爱情。

展现出自然的形象，真挚地表达，心甘情愿地体验和分享自己的弱点，你会发现一种富于怜悯的情感会油然而生，由此产生的包容力足以涵盖所有的人类劣性。用一颗善良和纯净的心去包容爱情中的枯涸与颓废，淡定如一朵神奇的花，迎着寒雪，曼妙地开在朔风深处，散发出迷离的香。

平衡是瑜伽追求的一种境界，更是爱情的极致。爱本就没有对错，有的只是坚持和放弃。恶言凶语、大棒冷战都是出了名的爱情杀手，争辩、恐惧、猜忌、犹豫、蒙蔽都是慢性的爱情毒药。还是选择一种舒缓的方式吧，遇到问题先做下深呼吸，在一呼一吸中冷静下来，恢复思考的能力，顺其自然又心甘情愿地直面那些不可避免的问题。再集中注意力，及时而冷静地做出调整，敞开自己的心扉也能看见别人的心事。欲速则不达，温柔才是女人最利的武器。

瑜伽的每个动作看似很简单，其实都是在挑战人的极限，爱情中的问题也是一样，看似风雨不惊，处理不好却可能积下陈年的恶果。爱的平衡点不是以自我为中心，而是两人的同心协力。

冥想带给我们一种深度的宁静，其实爱情更需要一点想象的空间。富足的物质生活使我愈感空虚，只有心灵上的对话，才能使爱情得到升华。曾经同甘同苦的夫妻，没有精神上的交流，就签定了随时离婚的协议。有着爱情的基础，却没有了爱情的生活空间，不失为一种可惜。

　　工作、孩子、家庭琐事都不是占用爱情时间的借口，每天给自己一点时间、一个空间，让自己沉浸在爱情冥想的快乐之中。回忆曾经相爱感动的过往，珍惜如今的点滴，展望美好的未来，感知每一瞬间的变化，让自己沉浸在充满爱的幸福状态，寻找到心灵的平衡。如果有可能，和爱人同赴冥想的旅行，在那些静静流淌的时间里，感知彼此心灵深处的变化，同赴浪漫的彼岸。

　　用眼睛看见爱情，让身体感受浪漫，像练瑜伽一样修炼爱情，你发会现就在一呼一吸间、一伸一展处隐藏着爱情的密码，就像那些体式一样，看似简单却需要你不懈的坚持和努力，美好的爱情不也是如此么……

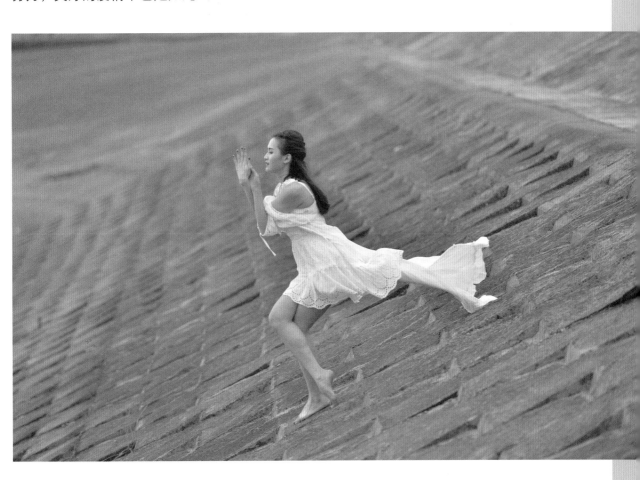

三、假如我的生命里没了瑜伽

在一次瑜伽的进修大会中，有一位专门负责教授如何经营瑜伽馆的老师问到："这里有多少个瑜伽馆的老板？"固然，来这场学习的80％都举手了。老师又问："有多少瑜伽馆在盈利当中？"举手的人仅剩15％。换而言之，85％的瑜伽馆都不赚钱。那么，靠什么坚持着？凭什么那么多的瑜伽馆还在继续，而且陆续新开？老师又说："全世界，或许只有这么一个职业，是全靠爱好维持的……"营销课的老师在带着讽刺也带着幽默的语气说着。

是的，瑜伽老师都很善良，瑜伽老师都很简单，瑜伽老师都很坚持。一切源于瑜伽的魅力所在。

瑜伽的伟大在于，当瑜伽融入到一个人的生活中时，你会发现，生命因它而被点亮，生活由此而美好，甚至，为你打开了一扇扇的窗。

瑜伽带给我的却并不是仅仅外有的那么简单，它不是一种单纯的运动，它更注重内在，能触动人的心灵，这是瑜伽给予我的最大感触，在这之前我的心绪不会那么平静，心态也不太好，难免会出现浮躁的现象。

现在我明显感觉到自己的心比以前更容易沉静了。不像原来那么不安和紧张，生活在繁华都市的我，一如其他都市女孩一样，被都市的浮华所俘虏，并不清楚自己真正想要的是什么，自己的生活随着心境的反复无常，而变得更难以控制。

但经过这段时间的瑜伽学习，我感到自己比以前更容易快乐，这种快乐来自于我心灵深处的转变，现在的我对事情不会像以前那么偏激，更愿意去看所有事物美好的一面，能试着用一颗平和的心去看世界，浮躁减少了，烦恼也随之减少，人变得更加沉静，更有活力，更加自主，这种快乐的转变，使我能够把快乐传递给朋友和家人。

让所有爱我的人看到一个更健康更快乐的自己，让他们备感欣慰。

瑜伽，能提升一个人的心灵，当人们踏上了生命的旅途，就会用自己的耳朵和眼睛来感自世界，摄取着来自世界的形形色色的信息。面对种种的诱惑，很多人迷失了自我，把获取金钱、名誉、地位，当做其奋斗的目标，以为得到这些就拥有幸福。其实，人的欲望是无止境的，这种不满足带给人们无尽的痛苦和迷茫，我想通过我自身学习的感受，告诉大家如果一个人想得到真心的幸福，可以用瑜伽教给我们的方法，先找一个安静的地方，轻轻地闭上眼睛，与纷繁复杂的世界做个短暂的告别。转向关注自己的内心，让自己从不断追求物质，追求感官的欲望中解脱出来，使心灵得到纯净，达到自己想要的真正的心灵的幸福，体会到那种"休管外面疾风骤雨，我心自平和安祥。"

只有当内心真正平静下来，我沉浸在瑜伽祥和的世界里时，我才能真正体会到瑜伽带给我身心的宁静和与世无争，瑜伽是一种人生态度，是一种对人生的理解，如果一个人要得到心灵的平静，那他必需做到有爱心，无私、宽容和大度，当人的欲望、贪婪、虚荣不加以控制，他是可以无限膨胀的，那样你永远得不到满足。你想要的东西越多，人得到的痛苦就会源源不断。只有摈弃自己内心深处自私狭隘、贪婪和欲望，做到宽容、大度、无私和乐于助人，与他人分享着自己的快乐，为他人分担痛苦，那样才能从根本意义上获得内心的平静与愉悦。其实，很多时候人们觉得太辛苦就是因为想得到东西太多太多了，这就是贪，因为贪而生私心，因为自私而生怨恨，当你把这些都能放下时，你就会变得轻松无比。

我们喜爱瑜伽，是因为那种蕴藏在瑜伽中的精神，做瑜伽永远不是在和谁争和谁比，让自己在瑜伽中感受着身体和心灵带给自己的感觉，瑜伽是一种很艺术的东西，每次练习瑜伽的体验，都会带给我不同的感觉，我很愿意把它当做我以后做人处事的一种方式，相信只要去努力就会有收获。人生不强求，顺其自然水到渠成。瑜伽使我有了这样的心境，也是我快乐的理由。

瑜伽像春天，给人新的生机和希望，春天里我较为系统的学习了瑜伽，把以前的某种感觉变为了深入的了解，它是那么神秘，又那么容易亲近，是值得让我通过自己的身体和心灵用一生时间去慢慢感悟的，我被禅悦里所有的人对瑜伽的热爱和执著所深深感染，感动着大家的执着。瑜伽让我学会和体验到了许多以往忽略的东西，我想从今以后我会一直追随着它、感受着它，感受着它带给我的喜悦和宁静，用这种最传统也最现代的方式，让自己的身体和心灵得到最好的洁净。

生命存在于人的一吸一呼之间，让我们珍爱生命，关注心灵，不受外界一切事物的干扰，沉浸在瑜伽带给我们的美妙体验，让这呼吸与自我完全融为一体，真切的感受瑜伽的一点一滴，让我们一同去拥有瑜伽，用心去体会瑜伽所蕴含的丰富的人生哲理，。将瑜伽融入生命，用瑜伽的方式处世，诺多的难题将会的迎刃而解。我们的心灵将会变得晴空万

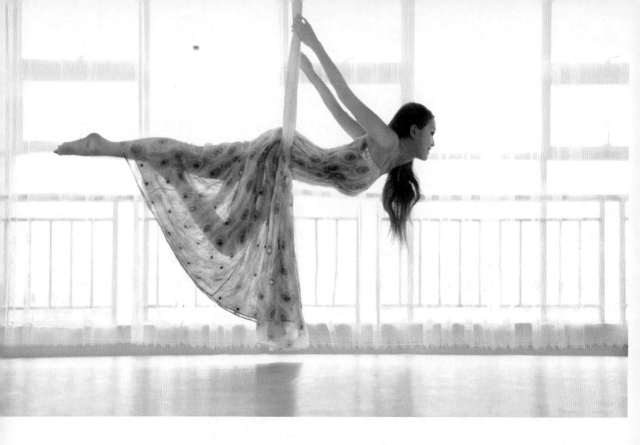

里，阳光灿烂，一片光明。

　　假设，有人在你的生命里开了一扇窗户，您是否觉得这个心灵空间豁然开朗？那么，没有了瑜伽的日子里，就像有人突然关闭了你心灵的一扇窗户？那种感觉，如此黑暗？在你迷失的时候，有一位朋友在你身边，在你心里不断地鼓励你，引导你，帮助您走出困境，假设这位朋友有一天不在了，你是否会觉得忧伤？拥有瑜伽时，你会时刻提醒自己要做一个无私、宽容、有爱、大度的人。反之，没有瑜伽时候，我们该成为哪一种人？生命存在于人的一呼一吸之间，瑜伽就这样简单地教会我们呼吸，假如没有了呼吸，我们会怎样？就这样……

四、瑜伽老师不一定是瑜伽大师

1 没有比较

我们都走在垫子上具有独特的优点和弱点。没有两个是相同的身体。假设有镜子，镜子前面不可能反映所有20个人的动作做得一模一样。有些人能把动作做得更深，有些人必须做动作的简单变体，我们都处在不同的瑜伽练习阶段。瑜伽不是一场竞赛。没有比较。

2 瑜伽不是你看起来怎么样，而是你感觉怎么样

老师不在乎你穿什么类型的衣服，或者课中你的头发如何凌乱，你也不应该在乎。老师不关心你是否能够完全伸直你的腿。只要你不做任何危险的事情，我们想要你做适合自己的姿势。

"不要在乎你看起来怎么样，而是专注你自己的感觉。"

3 不是柔软才能做好瑜伽

柔软灵活是瑜伽的副产品，而不是要求实践它。你从自己的起点开始练习。今天的结束的地方是你明天的起点，所以保持乐观和积极，你身体的灵活性将随着练习提升。

4 如果做某些动作让你咬紧牙关地痛苦，那就不要做

身体有其局限性，它们会以痛苦的形式告诉你。我们的瑜伽老师宁愿在造成你的痛苦之前，让你做体式的简易变体。我们不能总是知道你身体发生了什么，只有你自己知道感觉。"瑜伽是尊重你的身体，把它当成你的宫殿"。

5 可以大声笑、微笑，也可以和我们做眼神交流

作为瑜伽老师，我们认真对待瑜伽，但这并不意味着我们总是那么严肃。我们喜欢学生在课堂上欢乐的笑容，我们爱瑜伽室里的微笑！学生有时似乎犹豫该不该和我们眼神接触，但这也是欢迎的。作为老师，我们爱人与人之间的真诚交流——这是对于教师的奖励。

6 我们可以闻到你昨晚喝了伏特加

我们都听说过汗水是最好的解酒方法，带给其他人不适。你真的是把酒通过汗排出来了。而我们其余的人现在呼吸着你恶臭的酒味。所以如果前一晚喝多了千万不要来练习瑜伽，早上，在家里做个瑜伽日常练习就好了。

7 你的正能量将在课堂上增加或减少

有时某些学生出现，我们知道这将是美好的一节课，因为他们带来正能量。课堂上每个人都带来了自己独特的能量。让你的正能量散发出来，一定会得到感谢。

8 在挺尸式前或中离开是不礼貌的，对你也不好

挺尸式是最后的休息体式。关键词：挺尸式。这是每一个瑜伽练习中至关重要的体式。人体的本能智慧开始启动，发送每个体式的治疗效果到最需要它们的地方。当你在挺尸式期间离开，你剥夺了自己的益处，同时打扰其他人的平和。

9 我们也是人类，我们也会在体式中犯错或挣扎

我们也不能免于糟糕的日子，失去我们的脾气，在上课时犯错。我们都有自己的挑战体式，瑜伽老师绝不是瑜伽大师，我们仅仅是有着瑜伽知识、练习经验和对瑜伽与瑜伽教学充满热情的人。

"把我们当成你瑜伽旅途的引导人"。

10 我们把消极的东西留在门口，你也应该这样

生活中瑜伽老师也有糟糕的日子。我们的生活中不管发生了什么事情，我们仍然出现在课堂上，深呼吸，并试图语气平和、专注和有力。这是我们作为老师修行的一部分。学生有责任以良好的态度和积极的能量进入课堂。

瑜伽是一个非常个人化的体验，在瑜伽课堂共同分享。教师有幸指导各个层次和背景的学生度过其独特的旅程。我们把每节课视为契机，以提升和超越自我。我们的学生和工作室的集体能量，这才是每一个正宗的瑜伽老师的追求。

五、瑜伽老师不一定是瑜伽大师……

在从事瑜伽老师的这些年中，会发现很多中老年学生过来学习瑜伽是为了改善亚健康，为了身心健康。而年纪较小的80后或者90后的学生很多是为时尚、为美丽而来的。他们来的第一句就会问："劈叉的动作我能做吗？""倒立的动作我能做吗？"

接下来我们了解一下瑜伽体式之王——**头倒立**（salamba sirsasana）

倒立俗称"拿大顶"，汉代称"倒植"，东晋称"逆行"，唐代称"掷倒"，明代称"竖蜻蜓"等。倒立健身早已在世界上和历史上被体育界、武术界、医学界所实践和证明。医学家们高度评价倒立运动：倒立5分钟，相当于睡眠2小时。其他国家如印度、瑞典、美国也积极倡导人们每天进行倒立运动。目前，在美国、日本、英国、瑞典、德国等都非常流行。

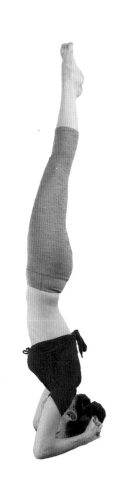

古代典籍中把头倒立体式称为瑜伽所有的体式之王，它既是瑜伽体式中最重要的体式之一，也是众多瑜伽爱好者们追捧的体式之一。Salamba 意思是支持，Sirsa意思是头，这是一个以头作支撑的体式，也是一个基本体式，掌握了这个体式可以增加练习者身心的平衡感与自制力。原因并不难发现，当我们出生时，正常的情况下，我们都是头先出来，而后才是四肢。头骨包裹着大脑，而这里是控制神经系统以及感觉器官的中枢。大脑是智慧、知识、辨别力、学识以及力量之居所，也是精神之地。 直立姿势虽然是人类有别于其他动物的一个显著标志。但人类直立以后，由于地心引力的作用，造成了三个弊病：

一是：血液的循环由横向变成竖向，这就造成大脑供血不足和心血管系统超负荷运行。轻者产生了秃顶、眼花、白发、精神不振、易疲劳、未老先衰；重者脑疾病和心脏病缠身。

二是：心脏和肠胃等脏腑器官在地心引力的作用下逐渐下移。造成许多肠胃和心脏器官下垂，使腹部和大腿部脂肪淤积，产生腰围线和腹部肥胖。

三是：在引力作用下，致使颈部、肩背部及腰部等部位的肌肉承受更多的负荷，造成过度紧张，产生肌肉劳损，颈椎、腰椎、肩周炎等疾病的加重。要克服人类进化中的美中不足，光靠药物是不行的，还需要靠自身的体育锻炼，而首选的锻炼方法就是人体倒立。

头倒立的医学效用：患有失眠、记忆力衰退以及缺乏活力的人都可以通过有规律和正确地练习这个体式得到康复。头倒立还可增强肺部功能，使人们远离感冒、咳嗽、扁桃腺炎、口臭、心悸等疾患。对于消除便秘有极大的益处，可使身体保持温暖，使血液中的血红蛋白(有待进一步跟踪证实)显著增加。（血红蛋白的增加对于长期吃素的人是极大的帮助、因植物中含有的是非血红蛋白，很难被人体吸收）而通过倒立，人的血液循环发生了变化，改善了头部的供血，对于从事脑力劳动以及坐办公室的人好处多多。对于常期站立的人群而言倒立可以放松紧张的腿部肌肉和疲劳，减轻下肢静脉曲张的症状。

头倒立不仅恢复脑力，还使双眼、头皮、面部组织和肌肉都充满活力。长期练习肤色会有效得到改善。涌入脑部的血流增多对松果体和脑垂体有益。

头倒立使两腿血管得到休息，对治疗静脉曲张有益。它有助于减轻很多腺体——包括与性健康有关的那些腺体的疾病。头倒立还附带消除头痛、枯草热、哮喘和精力衰退。最神奇的是头倒立也是落枕及打嗝的调理方法。

在《薄伽梵歌》中说："和谐（纯质sattva）、机敏（激质ajas）、惰性（翳质tamas），这些与生俱来的品性，他们很快就会联合。噢，伟大的阿朱那啊，这些身体内不可毁灭的驻留者。"（第14篇论著，第5节）所有这些品性来源于大脑，有时候一种品性会占上风，有时候则是其他品性占上风，大脑是纯质品性的中心，它控制着人的辨别力、情感和行为，腹部横隔膜以下控制着人的肉欲享乐，例如：享受美食和开怀畅饮的快感、刺激和性欲的快感。

有规律的练习头倒立式使健康纯净的血液流入脑细胞，这可以使脑细胞更加活跃，因此思维能力也得到增强，思维更为清晰。这个体式对于那些大脑很快就会疲劳的人来说是很好的滋养，它也保证脑垂体以及松果体得到充足的血液供应。我们的成长、健康以及活力都有赖于这两个腺体的功能良好。

修一颗良心，做一个好人
（轮回的故事）

俗话说：欲知前世因，今生受者是，欲知后世果，今生作者是。善有善报，恶有恶报，不是不报，时候未到，时候一到，一切全报。这句话的含义，你能理解吗？

一个人前世是做的恶多还是善多？看看他现在是受罪还是享福就知道了。

一个人来生会怎么样，是受罪还是享福呢？看看他现的所作所为就知道了。

善有善报，恶有恶报。我也是认识瑜伽后，自己心里仿佛有了一种信仰，慢慢去相信因果轮回的关系。

下面我会借用香港电台知名主持人梁继璋给儿子写的一封信，这封信很快在各大网站流传开来，很多父亲们看后感触很深。其实我觉得，这封信不仅给儿子看很受启发，它同样适合给所有人看！下辈子，无论爱与不爱都不会再见！字数不多，蕴含着父辈对人生的感悟以及对儿女无限的爱，非常感人。

《下辈子，无论爱与不爱，都不会再见》

我儿：

写这个备忘录给你，基于三个原则：①人生福祸无常，谁也不知可以活多久，有些事情还是早一点说好。②我是你的父亲，我不跟你说，没有人会跟你说。③这个备忘录记载的，都是我经过惨痛失败得来的体验，可以为你的成长省回不少冤枉路。以下，便是你在人生中要好好记住的事：①对你不好的人，你不要太介怀。在你一生中，没有人有义务要对你好，除了我和你妈妈。对你好的人，你一定要珍惜、感恩。②没有人是不可代替的，没有东西是必须拥有的。看透了这一点，将来就算你失去了世间最爱的一切时，也应该明白，这并不是什么大不了的事。③生命是短暂的，今天或许还在浪费着生命，明天就会发觉生命已远离你。因此，愈早珍惜生命，你享受生命的日子也会愈多。与其盼望长寿，倒不如早点享受。④

爱情只是一种感觉，而这感觉会随时间、心境而改变。如果你所谓的最爱离开你，请你耐心地等待一下，让时间慢慢冲洗，让心灵慢慢沉淀，你的苦就会慢慢淡化。不要过分憧憬爱情的美，不要过分夸大失恋的悲。⑤虽然很多有成就的人没有受过太多的教育，但并不等于不用功读书，也可以成功。你学到的知识，就是你拥有的武器。人可以白手起家，但不可以手无寸铁，紧记！⑥我不会要求你供养我下半辈子，同样的我也不会供养你的下半辈子。当你长大到可以独立的时候，我的责任已经完结。今后无论你坐巴士还是奔驰，吃鱼翅还是粉丝，都要自己负责。⑦你可以要求自己守信，但无法要求别人也守信；你可以要求自己对他人好，但不能期待人家也对你好；你怎样待人，并不代表人家就会怎样待你，如果你看不透这一点，只会给你增添不必要的烦恼。⑧我买了26年的六合彩，还是一穷二白，连三等奖也没有中过，这就证明人要发达，还是要努力工作才可以，世界上并没有免费的午餐。⑨亲人只有一次的缘份，无论这辈子我和你会相处多久，你一定要珍惜共聚的时光，下辈子，无论我们爱与不爱，都不会再相见。共勉

都说轮回六世，一个灵魂会在第七世消失。如果我们都能把最亲、最爱、最熟悉的人当做今生不相欠，那么我们来世就不会再见了。无论是那些我们喜欢的人，或是我们讨厌的人，也许我们不知道这一世的相遇是不是就是最后一世。来世不管爱与不爱，我们都不见了。学会珍惜。

六、瑜伽手印

手印，是修炼瑜伽时手的姿势，是手部的瑜伽。在冥想和调息的练习中具有重要意义。常用的瑜伽手印有七八种。不同的手印对身心的影响不同，但都很有助于净化心灵。

瑜伽练习时每一个手指都有重要的象征意义。手的各个部位表现身体、大脑和心灵的状态。食指和拇指的位置象征瑜伽的终极目的，是个体心灵与宇宙本体的结合。

手指的象征：
大拇指：代表无处不在的宇宙；
食指：代表个体心灵；
中指：代表纯洁、智慧、和平；
无名指：代表活力、动作、激情；
小指：代表惰性、懒散、黑暗。

1 智慧手印

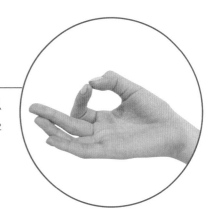

大拇指和食指相触碰，其他三指自然伸展。意思为：大拇指代表宇宙，食指代表自我的内心，将宇宙与自身能量融合在一起，让人进入平静、和谐、天人合一状态。

2 冥想手印Dhyani

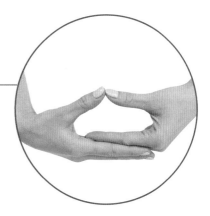

给您专注，感受神灵。

③ 土手印Prithivi mudra

如果你对你现状不确定，这个手印帮助你找到平静
与信心。

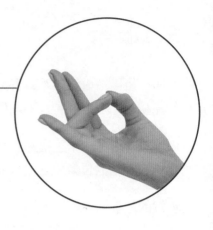

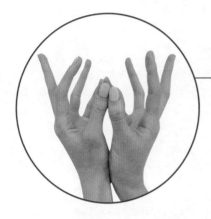

④ 莲花手印Lotus Mudra

帮助打开心轮，爱在心里，心轮是纯洁的象征。当
你孤独、累、不被理解、遭到不平等待遇时，练
习这个手印，可以打开你的心灵，学会接受爱与安
慰。

⑤ 祈祷的手印Armanjali

代表尊敬和虔诚。

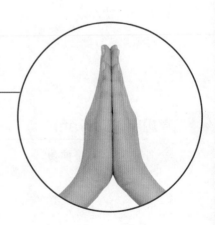

6 放开的手印Ksepana mudra

这个手印帮你赶走消极的能量，帮你引导新鲜和积极地能量流动。

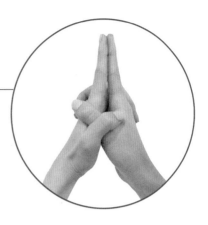

7 大象神手印Ganesha

它帮助我们打开第四轮，给我们勇气，信心和对他人开放的心。这个手印给你的语言和心灵带来力量。

8 最高启迪手印

给你智慧、勇气、信心。

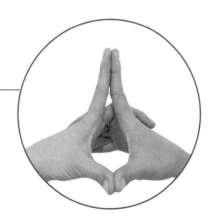

七、瑜伽常用坐姿

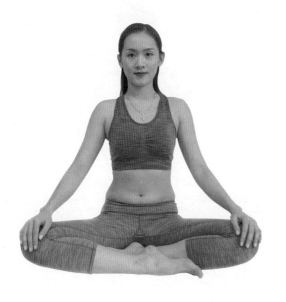

1 简易坐（至善坐）

  曲双膝盘坐于垫子上方，两脚后跟成一直线放于会阴前侧，内脚后跟顶住会阴前侧，双肩下沉。头、颈、躯干部保持在一条直线上。功效在于：加强两髋、两膝、两腿的灵活性，调节和加强神经系统，减轻和消除风湿性关节炎。

◀ 简易坐

2 半莲花坐

  盘坐于垫子上方，抬一条腿放于另一条腿上。腰背挺直，保持自然呼吸。功效在于：灵活双膝，防止老年脱臼、关节炎、风湿痛。

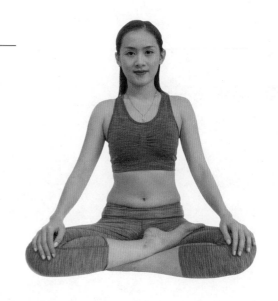

半莲花坐 ▶

3 **全莲花坐（双盘莲花坐）**

　　以半莲花坐为起始动作，腰背部挺直，再曲另一条腿放于下方腿之上，双肩自然下沉。功效在于：灵活膝关节，使双腿更加灵活柔韧，防治膝关节炎等。

全莲花坐 ▶

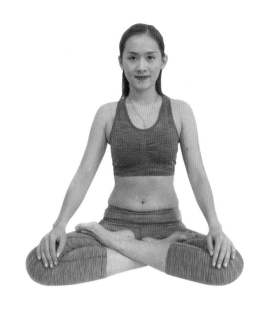

4 **金刚坐**

　　双膝并拢跪地，腿部坐于脚后跟上方，放松双肩下沉，脊柱向上延展。

金刚坐 ▶

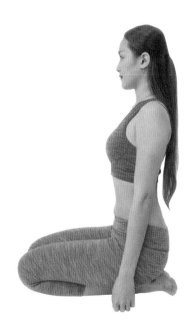

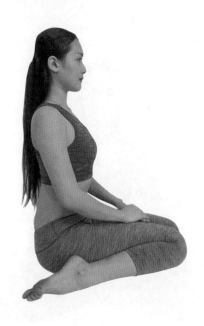

⑤ 英雄坐

　　双膝并拢跪地，双脚分开与臀部同宽，臀部坐于两脚之间的垫子上，脚后跟夹紧臀部，腰背部挺直。

◀ 英雄坐

⑥ 长坐姿

　　大部分体式的起始动作。功效在于按摩盆腔，促进腿部血液循环。

长坐姿 ▶

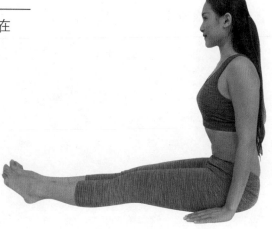

我想对观看完此书的学员们说的话……

1.在市场中我们可以买到止疼片，却买不到止悲片。瑜伽在帮助我们消除躯体上的疼痛外，还在消弱我们在生命所遭受的痛苦与悲伤。

2.如果把身体比作弓箭，心灵比作箭靶，那么瑜伽体式就好比弓箭上的箭。通过箭在弦上获得的生命力，最终直达心灵。

3.新会员经常问我：我零基础可以跟他们在一起练习瑜伽吗？老会员又经常问我：我练了几年了，能不能练习一些高级的瑜伽体式？其实，我很想说，瑜伽就这么三个阶段：①为了学习而练习。②为了稳固而练习。③为了成熟而练习。现在，你听明白了吗？

4. 在瑜伽的课堂里瑜伽老师就是医生，体式就是药物，学生就是患者。如果医生的处方是错误的，或者剂量是不合适的，治疗就会对患者不利。同样，体式如果对个体的需求是不合适的，这样也会对患者的健康起到反作用。这就是为什么瑜伽需要有专业的知识支撑着自己去练习的原因。

5.瑜伽的世界里，健康不像是商品那样讨价还价可以获得的，它需要付出汗水和辛苦才能获得。

也请你留下你的学习感想……

　　如果，您很用心地看完了此书，那么我们已经是朋友了。感恩我们在书中遇见。感恩我们共同认识瑜伽。修行的路上，期待某一天我们在路上相遇。

　　初学瑜伽，瑜伽是一些体式，会做就幸福；
　　再学瑜伽，瑜伽是一个目标，达到就幸福；
　　深入瑜伽，瑜伽是一种心态，心静最幸福；
　　我们发现瑜伽是智慧，平衡身心的大智慧。

　　最后献上仓央嘉措的一首诗

　　第一最好不相见，如此便可不相恋。
　　第二最好不相知，如此便可不相思。
　　第三最好不相伴，如此便可不相欠。
　　第四最好不相惜，如此便可不相忆。
　　第五最好不相爱，如此便可不相弃。
　　第六最好不相对，如此便可不相会。
　　第七最好不相误，如此便可不相负。
　　第八最好不相许，如此便可不相续。
　　第九最好不相依，如此便可不相偎。
　　第十最好不相遇，如此便可不相聚。
　　但曾相见便相知，相见何如不见时。
　　安得与君相诀绝，免教生死作相思。

我们不曾遇见，我们以书缘见。愿伽人安好。共勉！

图书在版编目（CIP）数据

如果没有你·瑜伽 / 子蜻编著 . —上海：上海科学技术
文献出版社，2016.3
ISBN 978-7-5439-6958-2

Ⅰ.① 如…　Ⅱ.①子…　Ⅲ.①瑜伽 —基本知识　Ⅳ.
① R247.4

中国版本图书馆 CIP 数据核字 (2016) 第 035044 号

责任编辑：胡欣轩　　王茗斐
封面设计：陈思颖

如果没有你·瑜伽

子　蜻　编著

出版发行：上海科学技术文献出版社
地　　址：上海市长乐路 746 号
邮政编码：200040
经　　销：全国新华书店
印　　刷：上海中华商务联合印刷有限公司
开　　本：787×1092　1/16
印　　张：13
版　　次：2016 年 5 月第 1 版　2016 年 5 月第 1 次印刷
书　　号：ISBN 978-7-5439-6958-2
定　　价：45.00 元

http://www.sstlp.com